慢性病儿童至成人过渡期
准备综合干预研究工作室

癫痫青少年至成人过渡期自我管理实用手册

顾　问　蒋　莉

主　编　崔　璀　李双子

主　审　洪思琦

副主编　王　婷　夏　庆　陈文劲　樊明萍

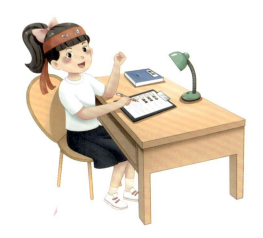

重庆大学出版社

图书在版编目（ＣＩＰ）数据

癫痫青少年至成人过渡期自我管理实用手册 / 崔璀，李双子主编. -- 重庆： 重庆大学出版社，2024.4
（慢性病过渡期准备：桥接成长系列）
ISBN 978-7-5689-4439-7

Ⅰ.①癫… Ⅱ.①崔… ②李… Ⅲ.①癫痫—自我管理—手册 Ⅳ.①R742.1-62

中国国家版本馆CIP数据核字（2024）第072206号

癫痫青少年至成人过渡期自我管理实用手册
DIANXIAN QINGSHAONIAN ZHI CHENGREN GUODUQI ZIWO GUANLI SHIYONG SHOUCE

主　编　崔　璀　李双子
副主编　王　婷　夏　庆　陈文劲　樊明萍

策划编辑：胡　斌
责任编辑：胡　斌　　装帧设计：原豆文化
责任校对：谢　芳　　责任印制：张　策

重庆大学出版社出版发行
出版人：陈晓阳
社　　址：重庆市沙坪坝区大学城西路21号
邮　　编：401331
电　　话：（023）88617190　88617185（中小学）
传　　真：（023）88617186　88617166
网　　址：http://www.cqup.com.cn
邮　　箱：fxk@cqup.com.cn（营销中心）
全国新华书店经销
印刷：重庆愚人科技有限公司

开本：787mm×1092mm　1/32　印张：4.75　字数：100千
2024年4月第1版　　2024年4月第1次印刷
ISBN 978-7-5689-4439-7　定价：45.00元

编委会

序

PREFACE

　　"少年强则国强"，青少年承载着国家的希望和民族的未来。世界卫生组织在《妇女、儿童和青少年健康全球战略（2016—2030年）》中将青少年健康状况确立为全球健康的核心议题。我国《"健康中国2030"规划纲要》强调全民参与自身健康维护，倡导慢性病青少年时期的健康干预。同时，随着21世纪医学和公共卫生领域中以预测的（predictive）、预防的（preventive）、个性的（personalized）和参与的（participatory）的"4P理念"得到社会广泛关注，使得青少年早期发展和成人生存质量的优化变得可持续。

　　癫痫是一种影响神经系统的慢性疾病，可以发生在任何年龄段，但在青少年时期更为常见，故青少年时期的管理和治疗尤为重要。我国0~14岁儿童癫痫的发病率为151/100000，50%的青少年癫痫会发展为成人癫痫，不充分的过渡期准备会增加青少年患者的急诊就诊率，降低治疗依从性，导致不良健康结局。癫痫患者的自我管理主要涵盖治疗管理、发作管理以及生活方式管理三个方面。治疗管理，包括按规定服药、预约医疗及与医疗服务提供者的有效沟通；发作管理，包括患者识别和避免癫痫发作的诱因，能追踪发作状况；生活方式管理，包括保持充足睡眠和减轻压力。癫痫患者的自我管理不仅涉及癫痫发作管理，更应关注对其心理、社会等影响，青少年至成人的过渡期准备阶段正是自我管理能力培育、促进和发展的关键时期。

《癫痫青少年至成人过渡期自我管理实用手册》秉承医学公共卫生领域"4P理念"，旨在通过有效预防和参与，以及个性化自我管理策略，帮助青少年癫痫患者和家庭更好地应对成长挑战。本手册涵盖疾病相关知识介绍、过渡期准备内容和自我管理策略梳理，通过通俗易懂的语言和图文并茂的呈现形式，为青少年癫痫患者和家庭提供可视化的健康教育资料。

本手册的编撰汇集重庆医科大学附属儿童医院儿童慢性病管理专家和神经内科医护人员的集体智慧。重庆医科大学附属儿童医院神经内科是我国最早成立的小儿神经专科之一，集医、教、研为一体，为西部地区小儿神经疾病诊治中心和中国抗癫痫协会（CAAE）综合癫痫中心。希望通过医护专家丰富的临床经验和循证实践总结，为青少年癫痫患者和家庭呈现一份全面、实用的健康实践指导用书，帮助其建立积极的生活态度，培养健康的生活方式，更好地融入社会。

蒋 莉 教授

2023 年 12 月

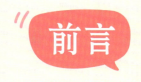

前言

INTRODUCTION

　　加强儿童青少年医疗卫生服务改革与发展，是健康中国建设和卫生服务事业发展的重要内容。我国青少年慢性病患病率逐年增高，已经成为影响青少年健康的一项重要公共卫生问题。癫痫是儿童青少年常见的慢性神经系统疾病，存在病程复杂性、共患病突出性、阶段特异性、家庭依赖性和影响持续性等特征，给家庭和社会带来了一定负担。癫痫儿童青少年自我管理是患者和家庭参与控制癫痫疾病的健康行为及互动过程，通过青少年能力培养和家庭照护的交互作用，改善患者结局。本手册的编写旨在为癫痫青少年及其家庭提供实用的自我管理指导，促进该群体更顺利地融入社会，实现更全面的发展以及生活质量的提升。

　　本手册围绕儿童青少年癫痫疾病知识、癫痫青少年至成人过渡期准备内容和自我管理策略，采用问答的形式，结合图文并茂的文本和视频的形式，用通俗易懂的语言，为癫痫青少年和家庭照顾者讲述癫痫疾病的特征，呈现不同阶段的自我管理内容和要求；并基于循证医学中的证据总结，凝练和转化为科学和有效的自我管理实践内容。此外，本手册基于重庆市卫生健康委员会中青年医学高端人才"慢性病儿童至成人医疗过渡期准备综合干预研究室"项目，将潜心开发的癫痫青少年过渡期准备和自我管理工具完整、全面地呈现在读者面前。

在内容编排上，本手册以一名癫痫青少年成长经历为引子，通过主人公乐乐的情境导入，促使青少年读者感同身受，主动获取相关过渡期准备和自我管理的健康教育认知，能以更乐观和勇敢的姿态接纳疾病和迎接成长挑战。

最后，本手册的编写团队来自重庆医科大学附属儿童医院的医护人员，包括重庆市学术和学科带头人、儿童慢性病管理专家、神经内科医疗专家、护理管理人员和临床护理骨干。为保证内容专业、全面，贴近患者需求，本手册从多个维度为癫痫青少年和家庭照顾者提供具有操作性的自我管理支持和帮助；同时，也为开展慢性病青少年至成人过渡期准备工作的同行和健康教育工作者提供全面参考。

由于编者水平和精力所限，书中难免有欠妥之处，敬请广大读者批评指正。

在本书编写过程中，我们得到了重庆大学出版社的鼎力支持和帮助，在此谨表深切感谢！

崔璀 李双子

2023 年 12 月

我 的 故 事

　　我是一名癫痫患者，在我儿童和青少年这段生命时光里，我经历了许多挑战，也在挑战中得到了收获。现在，我19岁了，站在一个全新的起点，每当我回顾过去的日子，思绪就像一条缓缓流淌的河，涌现出种种难忘的瞬间。

　　记得那是一个阳光明媚的早晨，我正在学校操场上和同学们一起奔跑嬉戏，突然一阵剧烈的颤抖袭来，我感觉自己仿佛被无形的力量摆弄，无法控制……当我回过神来，发现自己躺在医院的病床上。那一刻，我感到了前所未有的难过和无助。此后，癫痫成了我生活中的一部分，我要面对每天的药物治疗、定期的医疗检查以及无法预测的突然发作。我曾一度因疾病而错过了很多学校活动，与同龄伙伴的互动有时也受到限制，这让我感到孤独和挫折，我常常在夜晚对着窗外的星空发出疑问，想象不出自己的未来会是什么样子。

　　随着年龄的增长，我逐渐认识到父母的陪伴很珍贵，但是我不能一直依赖父母的照顾。我需要有更多的独立机会，也应该逐渐学会如何对自己的健康负责，我相信我一定能够实现更好的自我管理，成为对自己负责、对社会有用的人。对我而言，自我管理的学习是特殊的成长经历，是我难得的成长机会。在医护人员的帮助和引导下，我开始主动了解癫痫的疾病知识，学习如何正确服药、记录发作情况，合理饮食和作息安排；我积极向家人和医生寻求支持和帮助，也尝试参与治疗照护的决策制订。尽管在这个过程中我也遇到过挫折，但我依旧从中汲取了经验，逐渐形成了个人的疾病管理策略。

接纳疾病，不断成长，成了我前行的动力。我渴望能够掌握更多的自我管理技能，并分享给我的家人和同伴，成为一个能够独立面对疾病并在生活中蓬勃发展的青年。我相信，随着时间的推移，我会越来越好地适应成长中的困难，充满信心地踏上未来征程。我不再被过去的迷茫所困扰，我也满怀希望地展望明天，相信自己可以战胜疾病，迎接人生的每一次挑战。

你身边的小姐姐 乐乐

2023 年 12 月

目 录

第一章
儿童青少年癫痫疾病知识 ▶

第二章

癫痫青少年至成人过渡期准备内容 ▶

第三章

癫痫儿童青少年自我管理策略 ▶

参考文献

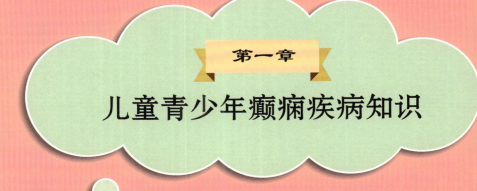

第一章

儿童青少年癫痫疾病知识

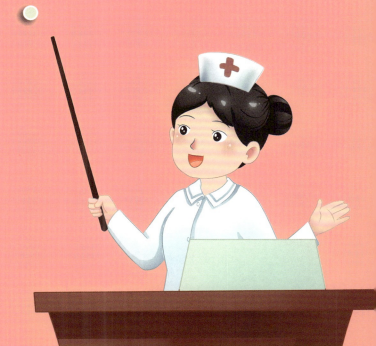

1/什么是癫痫?

癫痫（epilepsy）是儿童神经系统最常见的疾病之一，是一种有着不同病因基础，临床表现各异，但以反复癫痫发作为共同特征的慢性脑部疾病。癫痫没有传染性，中国抗癫痫协会发布的

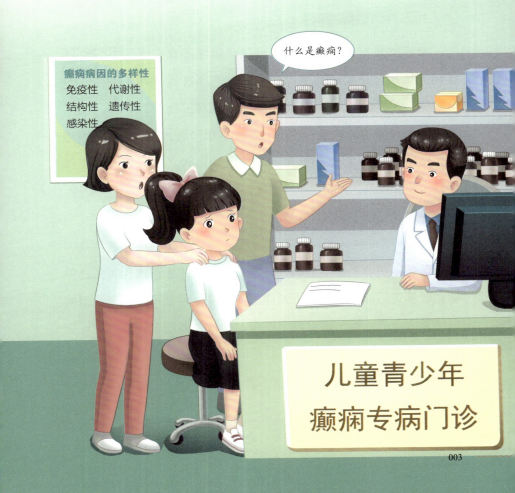

数据显示，我国癫痫患病率为 4‰ ~7‰，每年有 30 万左右的新发癫痫患者，患者总数已达到 900 万，其中超过一半是儿童和青少年，是严重威胁儿童和青少年身心健康的一种慢性疾病。一般情况下，临床出现至少两次自发性的癫痫发作，且时间间隔 24 小时以上，完善相关检查，例如脑电图等，经神经专科医生判断后就可确诊为癫痫。

2/ 我为什么会得癫痫？

癫痫的发病可能是遗传因素和获得性因素综合作用的结果，在全球范围内约有一半的患者找不到癫痫病因。就诊时，医生会尽可能查找具体的病因，

癫痫病因

从而使治疗更有针对性，改善治疗效果和预后。国际抗癫痫联盟（International League Against Epilepsy，ILAE）分类工作组建议将癫痫病因细分为 6 类：遗传性、结构性、代谢性、感染性、免疫性以及病因不明。

（1）遗传性：癫痫的遗传性很复杂，不是单基因遗传病。癫痫可能受多个基因的影响，并与环境因素的相互作用有关。癫痫病家族史可能会增加患上癫痫病的风险，但并不是所有具有癫痫病家族史的人都一定会患上癫痫，此外，即使没有家族史，仍有可能患上癫痫。

（2）结构性：在电子计算机断层扫描（CT）或磁共振成像

（MRI）等影像学检查中可见脑结构异常，这种结构异常可能是后天获得性的，如卒中、外伤、肿瘤等，也可能是先天遗传性的，如皮质发育畸形、结节性硬化等。

（3）代谢性：已知或推测的代谢性紊乱是癫痫相对少见的病因，在婴幼儿期相对常见。

（4）感染性：如先天性宫内感染、某些寄生虫感染、艾滋病病毒感染（HIV）、巨细胞病毒感染等，是非洲及南美洲某些地区相对常见的癫痫发病原因。

（5)免疫性: 可能由自身免疫介导的中枢神经系统炎症引起，如抗N-甲基-D-天冬氨酸（NMDA）受体脑炎和抗富亮氨酸胶质瘤失活蛋白1（LGI1）脑炎等。

（6）病因不明：病因尚不清楚，有待进一步的深入研究。

3/ 儿童青少年癫痫发作的诱因有哪些？

癫痫发作是潜在易感性与诱发事件相互作用的结果，各种诱因可同时存在，相互作用。较为常见的诱因有情感应激（学业压力、情绪刺激等）、睡眠紊乱（失眠或熬夜等）、疲劳和漏服药物等；其他诱因还有经前期、感染、发热、药物刺激（抗精神病药物、中枢神经兴奋药物等）、饮食因素（过度饮用咖啡、一次性过量饮水、饥饿等）和环境因素（闪光刺激、难以忍受的噪声等）等。

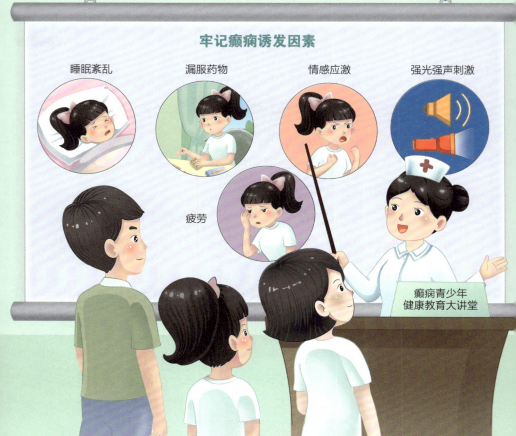

牢记癫痫诱发因素

睡眠紊乱　　　　漏服药物　　　　　情感应激　　　　强光强声刺激

疲劳

癫痫青少年
健康教育大讲堂

4/ 我该如何避免癫痫发作的诱因?

　　积极寻找和避免诱发因素能够在癫痫儿童青少年的长程管理中获得更大的效益,具体包括:

　　(1)避免漏服药物,漏服后及时补服;提前备足药物,多处放置药物,可在书包、宿舍等处存放药物,也可给学校老师一些备用药物;外出旅行时,在行李包和手提包里各放相同药品,以方便取用;父母可以和学校老师沟通,在校期间及时提醒孩子服药。

（2）规律作息，心态平稳，保证充足睡眠，避免疲劳、熬夜和失眠。

（3）避免饮酒、一次性过量饮水、暴饮暴食、饥饿，尽量不要食用巧克力、浓茶、含咖啡因的食物等。

（4）愉悦身心，学会放松，定期运动，避免情绪波动，不要过度兴奋，不要长时间玩电脑游戏和使用电子产品。

（5）预防感冒等可导致发热的疾病，一旦出现发热，及时控制体温。

（6）就诊时将癫痫病史告知医生，尽量避免服用可诱发癫痫的药物。

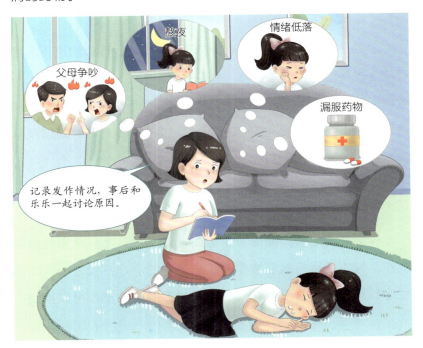

（7）避免发生过度换气（快速用力呼吸），避免受到强光或强声的刺激。

5/ 癫痫会不会遗传？

通常情况下，没有家族病史的普通人也有可能患上癫痫，这一概率小于 2%；如果家族中父亲患有癫痫，孩子癫痫的患病率上升到 2.5%；如果母亲患有癫痫，孩子癫痫的患病率上升到 4.5%；如果父母都有癫痫，患病率则会进一步升高。但即使有家族病史的人，也不一定会发展为癫痫。癫痫可以遗传，但并非唯一决定性因素。许多癫痫是由非遗传因素引起的，如脑部受伤、脑炎、卒中、脑部感染等。

总的来说，临床上癫痫遗传的可能性很小。癫痫的遗传风险取决于多种因素，包括病因、家族史和特定的遗传变异。在大多数情况下，癫痫不是直接遗传的，但某些人可能有更高的遗传易感性。对于那些有癫痫家族史或考虑生育的癫痫患者，应该及早向专业人员进行遗传咨询。

6/ 癫痫有哪些治疗方法？

科学规范的治疗能够减少癫痫发作次数，甚至是完全控制发作，其中使用抗癫痫发作药是最主要的治疗方式之一。在神经专科医生的指导下，70%~80% 的患者癫痫发作可以控制，

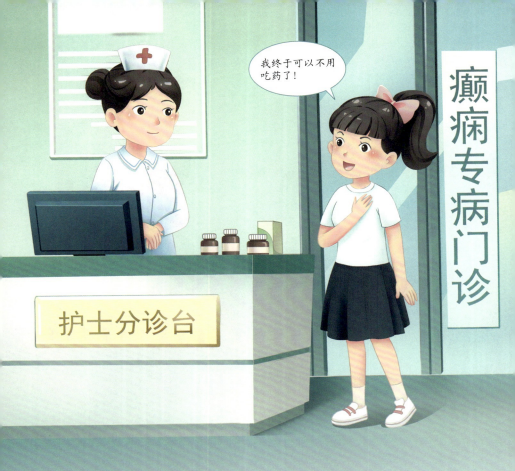

60%~70% 的患者经 2~5 年正规用药后可以停药。当使用抗癫痫发作药疗效不佳时，部分癫痫青少年还可以考虑采用神经外科手术、生酮饮食、神经调控等治疗方式。

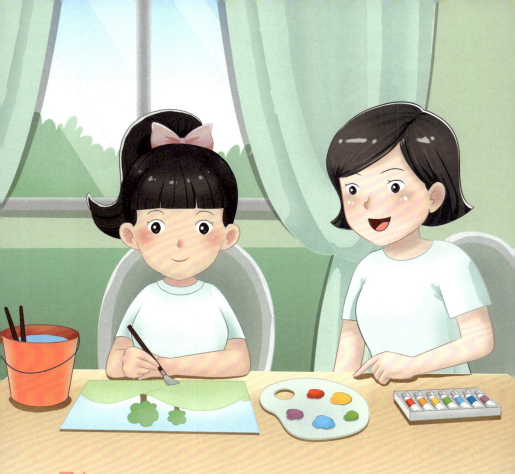

7/ 我的癫痫能否治愈？

　　癫痫的治疗目的是控制癫痫发作，提高生活质量。大多数癫痫患者预后较好，约 2/3 的患者可获得长期的发作缓解，其中部分患者可完全停药并长期无发作。影响癫痫预后的因素错综复杂，除病因、发作类型、脑电图及影像学改变等生物学因素外，社会因素和心理因素也是重要的影响因素。大约 70% 的癫痫青少年经过科学、规范、系统的治疗，能够和同龄孩子一样生长发育、上学、上班、结婚生子等。

8/ 什么是癫痫共患病？

　　癫痫共患病是指在癫痫病程中同时患有非因果关联的两种及以上的疾病，分别达到各疾病的诊断标准。资料显示，我国超过 1/2 的癫痫患者可能伴随认知、精神心理、社会适应性等功能障碍。癫痫青少年常见的共患病包括认知功能障碍、注意力缺陷多动障碍、情绪障碍、孤独症谱系障碍、抽动障碍等神经精神疾病。

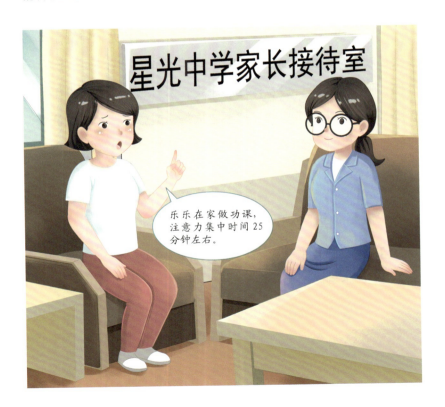

9/ 得了癫痫我会变傻吗？

癫痫本身并不会使人智力下降。

许多癫痫患者经正规治疗后可以正常工作生活、结婚生子，有些还取得了很高的成就。据史料推测，历史上有许多名人患有癫痫，如古罗马帝国朱利叶斯·恺撒、法国军事家拿破仑·波拿巴、荷兰画家文森特·梵高、法国诗人达利·兰波等，即使在面临健康挑战的情况下，他们在各自领域仍然达到了非凡的造诣。

影响癫痫患者智力的因素包括癫痫发作情况、癫痫病因分类、有无外伤史或脑炎史等。大部分癫痫不会影响智力，特别是早期接受正规治疗、癫痫控制良好、没有神经系统定位体征、没有脑外伤、脑发育畸形等原发疾病的患者。部分癫痫儿童青少年因患有脑炎、外伤病史等导致了严重脑损伤，或患有癫痫综合征等，可能导致智力或运动障碍，会对发育、认知、精神和社会心理等方面造成影响。

10/ 抗癫痫发作药有哪些？

目前临床使用的抗癫痫发作药（anti-seizure medications，ASMs）如下表所示。

临床使用的抗癫痫发作药

第一代 ASMs	第二代 ASMs	第三代 ASMs
卡马西平 （carbamazepine，CBZ）	氯巴占 （clobazam，CLB）	拉考沙胺 （lacosamide，LCS）

第一代 ASMs	第二代 ASMs	第三代 ASMs
氯硝西泮 （clonazepam，CZP）	非氨脂 （felbamate，FBM）	吡仑帕奈 （perampanel，PER）
乙琥胺 （ethosuximide，ESM）	加巴喷丁 （gabapentin，GBP）	普瑞巴林 （pregabalin，PGB）
苯巴比妥 （phenobarbital，PB）	拉莫三嗪 （lamotrigine，LTG）	卢非酰胺 （rufinamide，RUF）
苯妥英钠 （phenytoin，PHT）	左乙拉西坦 （levetiracetam，LEV）	替加宾 （tiagabine，TGB）
扑痫酮 （primidone，PRM）	奥卡西平 （oxcarbazepine，OXC）	布瓦西坦 （brivaracetam）
丙戊酸 （valproate，VPA）	托吡酯 （topiramate，TPM）	
	氨己烯酸 （vigabatrin，VGB）	
	唑尼沙胺 （zonisamide，ZNS）	

注：中国抗癫痫协会 . 临床诊疗指南：癫痫病分册（2023 修订版）[M]. 北京：人民卫生出版社，2023.

特别提醒：癫痫患者切勿自行购药进行治疗！自行购药治疗未必有针对性，不能取得满意的治疗效果的同时还可能有副作用，因此，癫痫的治疗一定要由神经专科医生开具个性化处方。

11/ 抗癫痫发作药常见的副作用有哪些？

抗癫痫发作药常见的副作用如下表所示。

抗癫痫发作药常见的副作用

药物	剂量相关的副作用	长期治疗的副作用	特异体质的副作用
卡马西平	复视、头晕、视物模糊、恶心、困倦、中性粒细胞减少、低钠血症	低钠血症	皮疹、再生障碍性贫血、肝损害、Stevens-Johnson综合征
氯硝西泮	常见：镇静（成人比儿童更常见）、共济失调	易激惹、攻击行为、多动（儿童）	少见，偶见白细胞减少
苯巴比妥	疲劳、嗜睡、抑郁、注意力涣散、多动、易激惹（见于儿童）、攻击行为、记忆力下降	少见皮肤粗糙、性欲下降、突然停药可出现戒断症状，焦虑、失眠等	皮疹、中毒性表皮溶解症、肝炎
苯妥英钠	眼球震颤、共济失调、厌食、恶心、呕吐、攻击行为、巨幼红细胞性贫血	痤疮、齿龈增生、面部粗糙、多毛、骨质疏松、小脑及脑干萎缩（长期大量使用）、性欲缺乏、维生素 K 和叶酸缺乏	皮疹、周围神经病、Stevens-Johnson 综合征、肝毒性
扑痫酮	同苯巴比妥	同苯巴比妥	皮疹、血小板减少、狼疮样综合征
丙戊酸钠	震颤、厌食、恶心、呕吐、困倦	体重增加、脱发、月经失调或闭经、多囊卵巢综合征	肝毒性（尤其是2岁以下的儿童）、血小板减少、急性胰腺炎（罕见）、丙戊酸钠脑病
加巴喷丁	嗜睡、头晕、疲劳、复视、感觉异常、健忘	较少	罕见
拉莫三嗪	复视、头晕、头痛、恶心、呕吐、困倦、共济失调、嗜睡	攻击行为、易激惹	皮疹、Stevens-Johnson 综合征、中毒性表皮溶解症、肝衰竭、再生障碍性贫血

续表

药物	剂量相关的副作用	长期治疗的副作用	特异体质的副作用
拉考沙胺	头晕、头痛、恶心、复视、PR 间期延长	较少	无报告
左乙拉西坦	头痛、困倦、易激惹、感染、类流感综合征	较少	无报告
奥卡西平	疲劳、困倦、复视、头晕、共济失调、恶心	低钠血症	皮疹
吡仑帕奈	头晕、嗜睡、头痛、疲劳、易怒、恶心和跌倒	较少	无报告
托吡酯	厌食、注意力障碍、语言障碍、记忆障碍、感觉异常、无汗	肾结石、体重下降	急性闭角性青光眼（罕见）

注：中国抗癫痫协会 . 临床诊疗指南：癫痫病分册（2023 修订版）[M]. 北京：人民卫生出版社，2023.

12/ 我的癫痫未发作是否意味着可以不用服药了？

癫痫未发作期间也要遵医嘱按时正确服药，维持稳定的血药浓度，从而有效控制癫痫发作。随意停止用药，可能会导致病情反复。是否停药需要在神经专科医生的指导下进行，一般情况下，医生会根据患者具体病情、治疗效果和脑电图检查结果作出综合判断，指导儿童青少年逐渐缓慢减量，而不是突然停用药物。

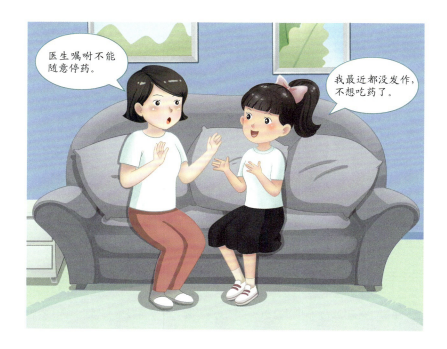

13/ 我应该如何进行规范的抗癫痫用药？

　　癫痫儿童青少年应该建立良好的用药习惯，严格按照神经专科医生的处方用药。首先定时间、定剂量服用药物，避免漏服或重复服药，不可随意更改剂量或停药，药物调整需在神经专科医生指导下进行。其次，需要遵循药物的使用规范，如丙戊酸钠缓释片只能整片吞服，不能碾碎后服用。最后，需定期门诊随访，与医生保持良好的沟通，以便医生了解病情变化、药物疗效及副作用等情况，及时调整治疗方案。

14/ 药物难治性癫痫是不是真的"无药可医"？

　　难治性癫痫是指正确选择并使用至少两种抗癫痫发作药（单药或联合用药）达到有效治疗剂量且耐受性良好，但仍未能得到持续有效控制的癫痫。难治性癫痫并不是"无药可医"，可以继续调整现用药物的剂量或尝试使用其他抗癫痫发作药，或经神经专科医生评估后，选择生酮饮食、外科手术、神经调控等治疗方法，并实施动态管理。

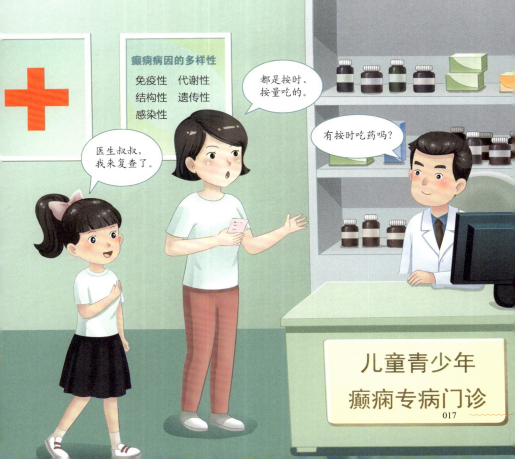

15/ 我需要终身服药吗？

不是所有癫痫儿童青少年都需要长期服药或终身服药。有研究显示，对于儿童期发病的癫痫患者，在随诊 30 年时，有 64% 的病例可以达到 5 年终点无发作，其中 74% 的患者停用了药物。通常情况下，如果持续 2 年以上没有发作，表示存在减停药物的可能性，神经专科医生会根据患者病情，评估复发风险，权衡利弊后作出决定。多数医生通常会在服药 2~5 年后考虑逐渐减停药物。

16/ 抗癫痫发作药和其他药物同时服用时需要注意什么？

药物是否可以一起服用，取决于同时服用药物的具体情况。很多情况下，抗癫痫发作药与其他药物之间会发生相互作用，具体影响的情况会因不同组合药物成分而异。有些药物可以升高或降低其他药物的血药浓度。药物间相互作用的结果可能会影响治疗效果或导致副作用的发生。因此，在开始服用其他药物之前，应把正在服用的癫痫药物情况告诉医生，由专业医生来决定药物的合理使用。如果是紧急情况，临时使用某种药物，来不及咨询专业医生，则需要认真阅读所用药物的说明书，看看有无使用禁忌。在服用多药物过程中出现任何不适或问题，都应该及时向专业医生反馈或咨询。

17/ 如果药物治疗效果差，还有其他的治疗方法吗？

如果药物治疗未能很好地控制癫痫发作，可以选择生酮饮食、外科手术、神经调控等治疗方法。具体采用哪种方法更合适，需神经专科医生根据癫痫类型、年龄等多因素综合考虑后作出判定。

18/ 什么是生酮饮食？

生酮饮食是一种高脂肪、低碳水化合物、适量蛋白质和其他营养素的配方饮食。在这种饮食下，因葡萄糖摄入减少，机体快速启动脂肪代谢产生能量，脂肪代谢产生大量酮体，人体进入酮症状态，进而减少癫痫发作。长期严格遵守生酮饮食，对儿童青少年患者以及家庭都是一种巨大的挑战，需要家庭及儿童青少年具有很好的依从性和执行能力。

19/ 生酮饮食控制癫痫发作的效果如何？

生酮饮食对控制癫痫发作的效果需要在生酮饮食 3~6 个月后进行评估。最近的荟萃分析估计，生酮饮食使 33% 癫痫患者的发作得到缓解，59% 患者发作至少减少了 50%。有研究显示，生酮饮食患者癫痫复发率为 47.1%，患者应在临床医生的指导下，尽可能长时间地延长生酮饮食维持治疗期。

20/ 什么情况下可以选择生酮饮食治疗？

目前认为，儿童青少年各个年龄段发作频繁的癫痫综合征或药物难治性癫痫可以考虑生酮饮食治疗，如葡萄糖载体蛋白（GLUT-1）缺陷综合征、丙酮酸脱氢酶缺乏症（PDHD）、Dravet综合征、LGS（Lennox-Gastaut）综合征、West综合征、Doose综合征、结节性硬化症合并癫痫等。若机体存在酮体合成或分解障碍、严重的肝脏疾病等，则不能使用生酮饮食治疗。因此，生酮饮食开展前必须经过神经专科医生全面评估后才能确定是否可以进行。

21/ 生酮饮食治疗期间，我能外出就餐吗？

当然可以外出就餐，不过建议事先查看餐厅的菜单，找到符

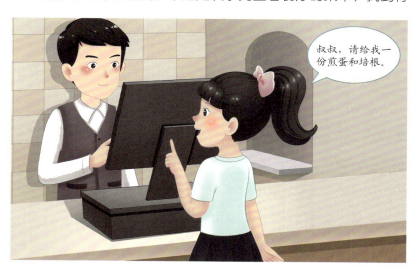

合生酮饮食的菜品，很多餐厅都提供了低碳水化合物或高脂肪食物；另需避免含有大量淀粉和糖的食物，如面包、薯片和甜饮料。可以尝试与服务员沟通，询问是否可以调整菜单中的某些食物，以适应生酮饮食要求。如果您对外出就餐的选择感到不确定，可以咨询专业医生或营养师，以获取有关生酮饮食的建议。同时，如果找不到合适的饮食，可以提前购买或自制方便携带的生酮食品，外出时随身携带，如生酮饼干、生酮面条、生酮蛋糕、生酮牛奶等。

22/ 生酮饮食的常见不良反应有哪些？

生酮饮食总体上是安全的，不良反应一般轻微，大多通过适当的饮食调整可以避免或缓解。常见的短期不良反应包括：精神

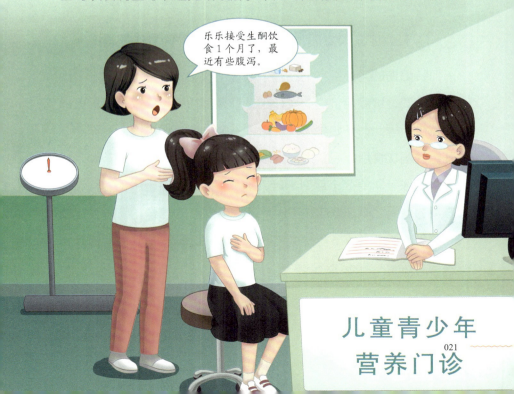

乐乐接受生酮饮食1个月了，最近有些腹泻。

儿童青少年营养门诊

021

不佳、呕吐、腹泻、高血酮、低血糖等；远期不良反应包括：高便秘、高甘油三酯血症、生长迟缓、肾结石、骨代谢异常、维生素和矿物质缺乏等。不同人体对生酮饮食的反应是不同的，在采用生酮饮食前，应向专业医生和营养师进行咨询，制订合理的饮食计划和监测计划，最大限度地减少潜在的不良反应。

23/ 生酮饮食治疗多久后可以转换为正常饮食？

一般坚持生酮饮食 2 年左右，癫痫发作控制效果满意，经神经专科医生评估可以逐渐转为正常饮食。值得注意的是，不能突然停止生酮饮食，需要在 1~3 个月内逐渐降低饮食中脂肪比例，慢慢过渡到普通饮食，避免诱发或加重癫痫发作。

24/ 开始生酮饮食后，我能立即停用抗癫痫发作药吗？

抗癫痫的治疗并不能完全依赖生酮饮食，部分癫痫儿童青少年还需要继续服用抗癫痫发作药，只是药物的种类以及剂量可能会减少，因此，开始生酮饮食后，不能立即停用抗癫痫发作药。开始生酮饮食治疗后，大部分患者的起效时间为 1 周到 1 个月，少部分患者需要 3 个月到半年。由于不同人体对于生酮饮食治疗方案的耐受性以及适应性不同，最后产生疗效差异。临床上神经专科医生会根据生酮饮食效果和药物浓度等来确定是否减药、停药，因此，一定要在医生指导下进行，确保癫痫发作得到充分控制。

25/ 我可以通过手术治疗癫痫吗？

目前我国癫痫患者已超 900 万，其中药物难治性癫痫患者 200 万~300 万，其中 5%~10% 的药物难治性癫痫患者可以通过外科手术达到癫痫缓解甚至终止发作。癫痫患者能否进行手术治疗需要经过神经内科、神经外科、神经电生理、影像科、神经心理等多学科人员共同开展术前综合评估后方可确定。癫痫外科手术治疗的目的是应用神经外科技术，终止癫痫发作或使其发作频率下降及（或）发作程度减轻，同时最大程度地保护神经功能，并注重提高患者的生活质量。

26/ 癫痫手术治疗后就可以立即停止使用抗癫痫发作药吗？

不能。癫痫手术主要分为根治性手术和姑息性手术。行根治性手术的患者，术后需要服用一段时间的抗癫痫发作药，后期经过神经专科医生评估后，确认手术治疗有效、癫痫发作控制的患者，才可以考虑逐渐减停抗癫痫发作药。而姑息性手术治疗是配合抗癫痫发作药治疗的一种手段，患者术后仍需服用抗癫痫发作药治疗。

27/ 癫痫手术治疗后有哪些后遗症？对我的影响有哪些？

癫痫外科手术的后遗症以及对儿童青少年的影响，取决于手术的类型和程度。在考虑手术治疗之前，癫痫儿童青少年和家庭照顾者应与医生一起充分讨论手术的风险和益处。有些患者可能只会出现轻微的影响，而另一些可能会面临较大的生活负担。切除性手术后有可能出现感染、刺激性癫痫发作、短暂性或永久性偏瘫、视野缺损、局部脑组织受损后相应功能障碍等并发症。

28/ 神经调控的治疗方法有哪些？

目前，用于治疗癫痫的神经调控治疗方法主要有迷走神经刺激、脑深部电刺激、脑皮质电刺激、反应式神经电刺激、经颅磁刺激、经颅直流电刺激等技术。

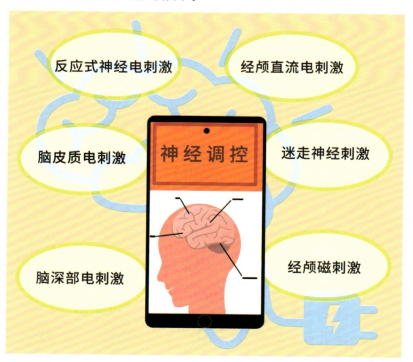

29/ 什么是迷走神经刺激术？

迷走神经刺激术（vagus nerve stimulation，VNS）又被称为"电子药物"，是利用植入神经控制辅助系统来治疗药物难治性癫痫的一种神经调控疗法，可避免开颅手术所造成的神经功能损害。

30/ 迷走神经刺激术控制癫痫的效果如何？

目前的治疗经验表明，在迷走神经刺激术治疗的癫痫儿童青少年中，55%~65% 癫痫发作减少一半，6%~11% 癫痫发作完全控制，并且随着刺激时间的延长，其疗效会不断提升。除了减少发作，部分儿童青少年的癫痫共患病有所缓解，情绪、认知及生活质量有所提高。总体来说，迷走神经刺激术的效果因人而异，但治疗费用相对昂贵，术前需做好充分评估。

31/ 迷走神经刺激术有什么副作用？

迷走神经刺激术总体是安全的，临床上可能遇到的不良反应包括：短暂可耐受的声音嘶哑、咳嗽、手术部位感染、心律不齐等。

32/ 迷走神经刺激术后能否停用抗癫痫发作药？

不能。在病情允许的情况下，建议在迷走神经刺激术治疗后 3~6 个月内保持基线期药物治疗，后续根据神经专科医生对癫痫发作频率及病情变化的评估，对口服药物进行调整。

33/ 经颅磁刺激、经颅直流电刺激对癫痫治疗有效果吗？

目前大部分研究提示经颅磁刺激、经颅直流电刺激作为癫痫的辅助治疗，能够减少癫痫发作，且无痛无创，安全性好。

34/ 我可以用"中药偏方"来治疗癫痫吗？

目前，没有足够的科学研究和证据表明"中药偏方"能够有效治疗癫痫。中药偏方在某些情况下可能被用于辅助治疗，但并不是主要的治疗方法。中药偏方的疗效和安全性暂时缺乏临床研究数据支撑，某些非正规机构开具的"偏方"产品可能含有毒物质或存在潜在副作用。切记不能在加用中药偏方后，自行停用原有的抗癫痫发作药。

35/ 当可能出现心理相关问题时，我可以接受哪些治疗？

癫痫儿童青少年出现心理相关问题时，应尽快到医院接受正式的精神健康评估，心理行为治疗师或接受过心理培训的癫痫专科护士根据评估情况制订个性化的心理治疗方案，通过认知行为疗法、接受和承诺疗法、动机性访谈、家庭治疗、个人心理教育等方法，减少癫痫儿童青少年的心理压力，提高对癫痫及其治疗的适应能力。

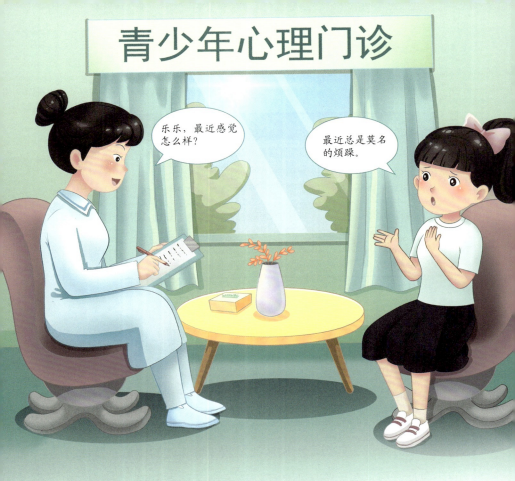

36/ 癫痫患者常见的辅助检查有哪些?

癫痫常见的辅助检查项目及其检查目的如下表所示。

癫痫常见的辅助检查

项目	目的
脑电图	观察大脑的电活动
磁共振成像	观察大脑的结构

续表

项目	目的
血液检查	帮助查找癫痫的病因、监测药物的血药浓度、肝肾功能情况等
尿液检查	筛查有无遗传代谢病
脑脊液检查	排除神经系统的其他疾病，辅助诊断遗传代谢病
心电图	观察心脏的电活动
遗传学检测	筛查患者的癫痫是否与遗传相关

37/ 为什么做了磁共振成像，还要做脑电图检查？

磁共振成像和脑电图都是诊断癫痫的必要检查。磁共振成像的目的是检查大脑结构是否异常，如是否存在脑肿瘤、有无先天发育异常等，这些异常可能导致癫痫的发生。脑电图可以检查大脑电活动的情况，如有无癫痫波的发放、癫痫波的位置、发作时的起源及进展、有无临床下放电、有无电活动减慢等，是癫痫患者最重要的一项检查，能帮助医生诊断癫痫、确定癫痫的类型和病灶定位，并用于指导癫痫的治疗和用药。

38/ 脑电图检查有无辐射、疼痛或其他危害？

脑电图检查是诊断和鉴别癫痫的重要检查，是一项无痛、无创伤、无辐射的检查技术。脑电图检查期间，用膏状物将小金属圆盘（电极）附着在头皮上，电极会记录来自脑细胞的自发的生物电活动。电极不传递任何感觉，不施加任何电刺激，患者在检查过程中没有任何的不适感。检查过程中，有时需要根据医生的要求做诱发试验，如闪光刺激、睁闭眼试验、过度换气等，以触发患者的癫痫发作，达到观察癫痫发作期脑电活动的目的。同时，检查中如果患者有癫痫发作，医护人员也会提供适当的医疗护理。

视频脑电图
检查注意事
项——乐乐
脑电图检查
之旅

39/ 我需要做基因检测吗？

基因检测可以揭示与癫痫相关的特定基因突变，有助于更好地理解疾病的机制和风险。但并非所有癫痫儿童青少年都需要进行基因检测，因为大多数癫痫病例与多基因和环境因素的相互作用有关。患者应向神经专科医生进行详细咨询，确定基因检测的必要性。以下是可能需要考虑进行基因检测的情况：

癫痫
基因检测

（1）难治性癫痫：在癫痫难以控制的情况下，经过多种药物治疗和其他治疗手段均无效，进行基因检测可帮助患者了解是否存在特定的遗传突变。

（2）家族史：如果家族中存在多人患有癫痫或其他相关神经系统疾病的情况，基因检测可能有助于确定是否存在家族遗传风险。

（3）癫痫综合征诊断的不确定性：某些情况下，癫痫症状可能不典型，或者难以明确诊断为哪种特定类型的癫痫，基因检测可能有助于明确病因。

（4）定制治疗：一些基因检测可以确定特定的药物敏感性或不敏感性，帮助医生更好地选择合适的药物治疗方案。

（5）研究和临床试验：在一些临床研究和试验中，基因检测可能是参与资格的一部分。

40/ 什么是癫痫猝死？

癫痫猝死（sudden unexpected death in epilepsy，SUDEP）是指在癫痫患者中突然发生的无明显外部原因、无预警的死亡事件。这种情况通常发生在癫痫发作后，有时也可能在发作前或没有明显的发作情况下发生。SUDEP 的确切机制尚不清楚，一些假设认为可能与心脏功能、呼吸系统或中枢神经系统的紊乱有关。SUDEP 总体上较为少见，儿童青少年群体中发生率较低，但它是癫痫患者面临的重要并发症之一，不能忽视，需要采取相应的预防措施和管理策略。

41/ 癫痫突发意外死亡相关的风险有哪些？

癫痫猝死的危险因素与癫痫发作控制不佳、夜间发作、俯卧位、多种抗癫痫发作药联合治疗、共患病等相关。全面性强直 – 阵挛发作频率高是 SUDEP 最重要的独立危险因素。

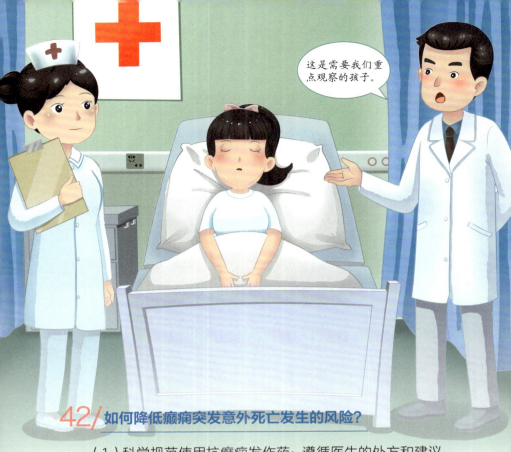

这是需要我们重点观察的孩子。

42/ 如何降低癫痫突发意外死亡发生的风险？

（1）科学规范使用抗癫痫发作药：遵循医生的处方和建议，按时服用抗癫痫发作药。定期进行复查，确保药物剂量适当，避免不良反应，以最大限度地控制癫痫发作。

（2）遵循自我管理计划：学会识别和记录发作的触发因素，采取相应的措施来降低风险。例如，有些患者可能会发现自己在过度劳累、缺乏睡眠或者情绪压力时更容易出现癫痫发作，日常生活中就应避免这些诱发因素。

（3）加强夜间监护：对于可能在夜间有癫痫发作的患者，最好夜间和家人或室友同住，以便在发生紧急情况时给予紧急救护。确保睡眠环境安全，避免俯卧位睡眠体位，减少窒息和其他伤害风险。

（4）营养补充剂：营养补充剂如 Omega-3 脂肪酸、5- 羟色胺前体等可以作为预防 SUDEP 的方法之一，有助于改善神经系统功能。含量较高的食物有沙丁鱼、金枪鱼、剑鱼、核桃、亚麻籽、甘蓝、菠菜等。

（5）管理共患病：如果同时患有精神健康问题，如抑郁、焦虑，请积极寻求心理治疗或药物治疗。

43/ 癫痫儿童青少年可能遇到的困难和挑战有哪些？

癫痫儿童青少年患者除了癫痫本身的症状外，还有一些与癫痫相关的问题值得特别关注：

（1）社交隔离：由于对发作的担忧或因为其他人对癫痫的误解，癫痫儿童青少年可能无法参与社交活动，导致孤独感和自我排斥。

（2）学业问题：癫痫发作和与疾病相关的治疗可能导致学校缺勤、学习困难和专注力问题，进而影响学习成绩。

（3）心理健康问题：儿童青少年可能因为癫痫而面临心理健康问题，如焦虑、抑郁和自尊心下降。

（4）药物副作用：抗癫痫发作药的一些不良反应，如疲劳、注意力问题、行为变化等，对儿童青少年的生活产生负面影响。

（5）认知障碍：癫痫可能影响认知功能，包括思维、判断和问题解决能力等，影响儿童青少年的日常生活和工作能力。

（6）发育迟缓：一些儿童青少年癫痫患者可能会出现身体和智力发育上的延迟，影响患者的社交能力和生活质量。

（7）感觉异常：癫痫发作可能伴随有感觉异常，如奇怪的气味、声音或味道等，影响患者的日常生活和学习。

（8）家庭关系：癫痫可能对家庭关系造成压力。父母可能感到焦虑和担忧，兄弟姐妹可能因为关注被分散而感到被忽视。家庭成员的理解和支持对癫痫儿童青少年至关重要。

（9）独立性和自我管理：癫痫需要儿童青少年学会管理疾病，包括按时服药、避免特定的触发因素等，这对他们的独立性和自我管理技能提出了挑战。

（10）面临歧视和误解：由于对癫痫的误解和认知缺乏，儿童青少年可能面临社会中的歧视，如同龄人的排斥、教育机构的挑战和就业时的困难等，产生病耻感。

44/ 出现睡眠问题时该怎么办？

睡眠问题包括夜里常常惊醒和白天昏昏欲睡等情况。对于癫痫儿童青少年来说，睡眠障碍患病率明显高于正常儿童青少年，并且癫痫和睡眠障碍相互影响，形成恶性循环，可能导致功能和行为受损。对于有睡眠障碍的儿童青少年癫痫患者，需要注意睡眠障碍与下列因素有无关系：

（1）睡眠中发作：癫痫的发作具有昼夜生物节律性，且与睡眠结构关系密切，有些类型的癫痫仅在或主要在睡眠中发作。因此，初次出现睡眠障碍时，需要注意是否与癫痫的发作有关。

（2）抗癫痫发作药的影响：一些抗癫痫发作药会引起睡眠障碍，干扰睡眠结构。

当儿童青少年初次出现睡眠障碍时，可在家书写"睡眠日记"，记录下每天的睡眠时间和质量，或者使用电子穿戴设备（如健康手环等）监测睡眠情况，如果睡眠问题持续存在或加重，需要请神经专科医生评估，以确定是否需要进一步进行睡眠功能检查或调整治疗方案。

45/ 癫痫发作时，我身边的人应当如何给予帮助？

（1）患者身边的人应该保持镇定，不要慌张。

（2）将患者侧卧或平卧，头偏向一侧，让分泌物沿着口角流出来，同时可在颈部垫软枕或小毛巾，防止发作时头部与地面碰击引发外伤。

（3）确保周围环境安全，使附近的锋利物品、危险物品远离患者。

（4）务必保持呼吸道通畅，不可强行喂食，不向口中塞任何物体。

（5）有条件者，可给患者使用紧急止惊药，如地西泮鼻喷雾剂或咪达唑仑口颊黏膜溶液等。

（6）不可强行按压肢体，避免意外伤害。

（7）记录发作具体表现及起止时间，最好用手机摄像记录发作的全过程。

（8）若癫痫发作超过 5 分钟仍未停止，应拨打 120 或立即送往最近医院就诊。

（9）如为发热相关的癫痫，应积极退热。

46/ 癫痫发作缓解后，我应该怎么办？

在经历了癫痫发作后，患者可能会感到身体和精神的疲惫，

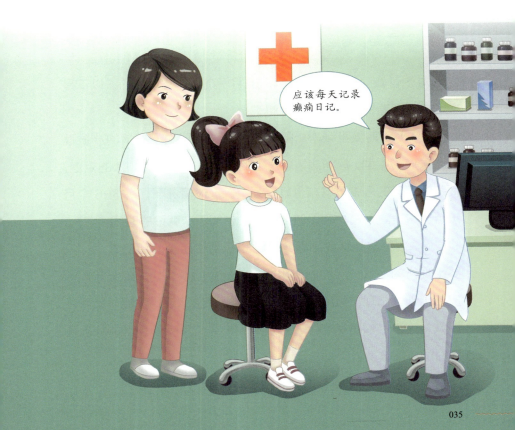

也可能会出现意识模糊，持续时间或长或短。此时应让患者好好休息，不需要强行使其清醒，强行清醒可能会使患者感到更加困惑或者不安。在未完全清醒时需要有人陪伴左右，确保安全。当患者完全清醒后，结合他人的转述，需要及时完善癫痫日记或保存发作的视频，包括记录发作的时间、嗜睡的时间、发作的表现和急救措施等，以便复诊时告知医生，帮助医生更好地了解病情并制订更加合适的治疗方案。

47 / 儿童青少年癫痫患者进行复查的注意事项和时机选择有哪些？

对患有癫痫的儿童青少年，定期复查是非常重要的。以下是关于癫痫复查的注意事项和时机选择。

（1）定期复查频率：复查的频率通常取决于病情的严重程度和癫痫的类型。癫痫病情较严重的患者可能需要更频繁的复查，而病情较轻的患者可以减少复查频次。一般情况下，每3~6个月进行一次复查，每次就诊时，医生会告知下次就诊的时间。

（2）新发症状或问题：无论是否到达定期复查的时间，只要出现新的症状、药物副作用或其他健康问题，如发现服药后有皮疹出现，出现一段时间的情绪低落、思想悲观、失眠、紧张、易激惹等不良情绪状态等，应及时到神经专科就诊，而非等到复查时间再前往就诊。

（3）过渡期准备：青春期癫痫患者在过渡为成年患者时，需要专科医生的协助以平稳过渡。一般情况下，建议从 12 岁开始进行过渡期准备。

（4）资料准备：就诊时需要注意带齐所有的既往病历资料、癫痫日记等，尤其是病历本、辅助检查结果、脑电图检查报告等。

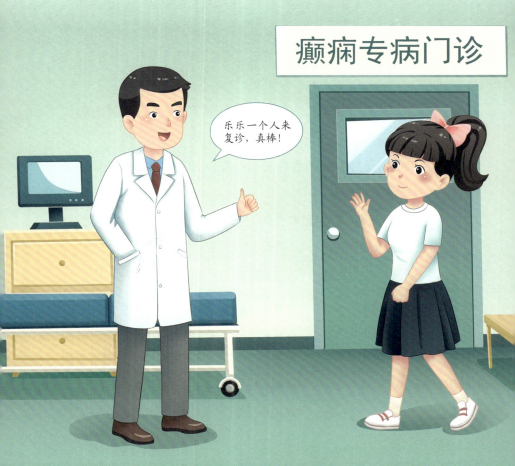

48/ 患了癫痫，我还可以接种疫苗吗？

癫痫儿童的
疫苗接种

癫痫≠接种禁忌。癫痫本身不是疫苗接种的绝对禁忌证，也就是说，有些癫痫患者是可以接种疫苗的。有些疫苗接种后会导致体温升高，而癫痫患者如果存在热性惊厥的家族史或癫痫发作的诱因，疫苗接种可能会诱发癫痫或加重癫痫发作。因此，在接种前最好咨询专业的医护人员，或到专门的预防接种门诊进行咨询。关于接种疫苗的一些建议如下：

（1）癫痫发作频次较少，或癫痫完全控制的时间超过1年，在与医生沟通知晓利弊后，建议接种。

（2）家长担心接种会诱发癫痫发作，则可以等到癫痫完全控制1年后正常接种。

（3）小于1岁的患者，如果癫痫发作未控制，建议推迟到病情稳定后再接种。

（4）7岁以上的患者若癫痫未能控制，不应再补种百日咳疫苗。

（5）癫痫患者在第一次接种后3天内出现抽搐，就不应再进行加强接种；若第1次接种后7天内出现脑病表现，也不应再进行第2次接种。

（6）患者癫痫发作频繁或有原因不明的逐渐进展的脑病时，建议暂缓接种。

49/ 儿童青少年癫痫的管理重点是什么？

儿童青少年癫痫的管理重点是合理的药物治疗和定期随访，以确保癫痫发作得到有效控制。此外，还需遵循医护人员的建议，学习自我管理技能、保持健康的生活方式、避免诱发因素并开展全面的共患病管理。

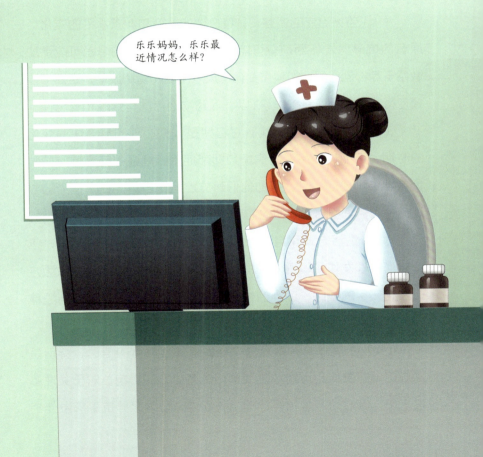

50/ 癫痫儿童青少年进入青春期应该注意哪些问题?

青春期是一个重要的过渡期,对于癫痫儿童青少年来说,这个阶段需要特别的关注和支持,以确保他们的健康和福祉。与医疗团队密切合作,以及家庭和社会的支持,对于帮助他们成功过渡到成年期至关重要。癫痫儿童青少年进入青春期应注意以下方面:

(1)药物治疗的调整:随着身体的发育和激素水平的变化,原有的抗癫痫发作药剂量可能需要调整。青春期的患者可能更加敏感于药物副作用,如体重变化、皮肤问题和情绪波动。定期与神经专科医生或癫痫专家复诊,以确保药物治疗的有效性和安全性。

(2)心理和社交影响:青春期是一个心理和身体快速变化的时期,可能加剧患者的焦虑和抑郁症状。增强社交支持,鼓励参与学校和社区活动,帮助他们建立自信和自尊。提供适当的心理支持和咨询服务,帮助他们应对与癫痫相关的心理和情感挑战。

(3)生活方式和自我管理:提供青少年癫痫相关知识,包括如何管理发作和识别潜在的触发因素。鼓励保持健康的生活方式,如充足的睡眠、适当的饮食和避免过度的压力。讨论与酒精和药物滥用相关的风险,这些行为可能触发癫痫发作。

(4)性教育和生育问题:提供有关性教育的信息,特别是某些抗癫痫发作药可能对性激素和生育能力的影响。对于女性患者来说,应讨论避孕和怀孕的相关问题,因为某些抗癫痫发作药可能与避孕药相互作用，或对胎儿有潜在的风险。

（5）教育和职业规划：学校应提供必要的支持和调整，帮助癫痫青少年应对学习上的挑战。对于即将进入职场的青少年，应讨论职业选择和可能需要的工作场所调整。

51/ 如何确保儿童青少年癫痫患者的居家环境安全？

（1）持续的监护：在发作风险较高的情况下，癫痫儿童青少年需要持续的监护，尽量不要独自外出；有条件者，可佩戴医疗警报项链或手环，上面标明患者的癫痫病史、适宜的急救处理方法、家人联系方式等，以便在紧急情况下能够得到及时有效的救助。在确保环境安全的情况下，可以尝试适宜的体育活动，如打乒乓球、慢跑、跳绳等。

（2）保持环境安全和井然有序：减少家中家具物品的数量，避免随意堆放杂物或放置障碍物，尽量保证房间空旷、简洁，确保地面上没有绊脚的物品，如玩具或电线，扩大儿童的活动空间。将刀具、剪刀等锐器放置于不易触及的地方。避免自伤或在突然倒地的过程中发生伤害。

（3）防磕摔伤及坠落：桌椅角等尖锐棱角的物品可装上保护套，尽量使用圆形边角的家具；室内地面保持清洁干燥，坚硬地面可铺防滑垫或地毯；家中的床不宜太高，可安装床栏防止坠床，床周围可铺装地垫或地毯；频繁发作者可佩戴头盔，避免去高处及独自上下楼梯；远离河边、池塘、沟渠等地方，防止发作引发坠落。

（4）防溺水及滑倒：家中卫生间安装防滑垫、扶手和浴帘，洗澡时不要盆浴、不反锁浴室门，尽量选择淋浴。癫痫儿童青少年谨慎选择并必须在有监护人陪同下游泳。

（5）防火及烫伤：确保家中的电线及电器设备安全，可安装烟雾报警器和灭火器。教导癫痫儿童青少年安全地使用厨房设备，同时确保热水壶、锅和其他危险物品在使用后关闭；谨慎选择使用电热毯；远离火源、热源，防止烫伤。

（6）应急计划：制订家庭的应急计划，包括知道如何在癫痫发作期间提供急救。家庭成员应该了解急救的步骤和处理方法，并知道何时需要拨打紧急救护电话。

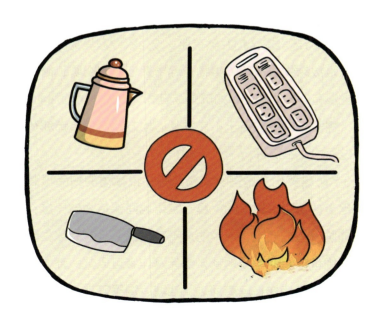

（7）教育和意识：确保癫痫儿童青少年按照医生的建议接受药物治疗，以减少发作。教育家庭成员，尤其是儿童青少年，知晓有关癫痫的基本知识和如何在发作期间提供支持，理解定期随访的重要性。促进家庭成员之间的理解和支持。

52/ 频繁发作对我的认知功能有影响吗？

认知功能障碍是癫痫患者最常见的伴随症状，长时间的发作会加重认知功能障碍、影响生活质量。认知障碍的严重程度可因个体差异而异，取决于癫痫的类型、频率和持续时间，以及治疗的有效性。30%~40% 的癫痫患者存在认知功能方面的损害。有的患者仅在发作期间或发作后暂时经历认知问题，而有的患者可能会在长时间内受到持续的影响，及早干预和有效的癫痫管理有助于减轻对认知功能的影响。因此，在诊断和治疗癫痫时，医护人员通常会考虑患者的认知功能，开展相应的神经心理评估测试，并提出相应的康复措施及干预方案，以改善认知功能和生活质量。

53/ 癫痫是否意味着我在学习和行为上有问题？

癫痫本身并不一定会导致儿童青少年的学习和行为问题。许多癫痫患者在学习和行为方面表现正常，和同龄儿童无差异。要充分地认识到，癫痫是可以管理和治疗的疾病，通过有效的癫痫管理、药物治疗、心理支持和适当的教育，大多数癫痫患者能够充分发挥他们的潜力，取得学习和行为方面的成功。只有少数患癫痫的儿童青少年存在上学困难，他们通常患有严重的脑部疾病、严重的癫痫综合征或神经系统发育障碍等。

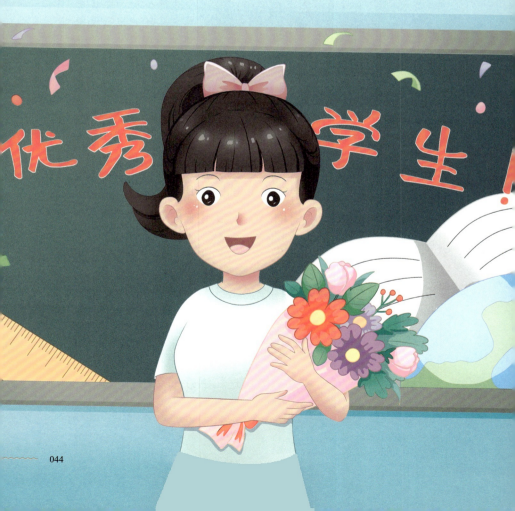

54/ 哪些食物我不能吃呢？

一般情况下，癫痫患者的饮食并无特殊禁忌，建议均衡、营养、健康饮食。酒精、咖啡因、低血糖、特定食物过敏等有可能会触发癫痫发作，应尽量避免。癫痫患者可以正常吃牛羊肉、猪肉，其发作与该类食品无关。另外，使用生酮饮食治疗的儿童青少年，需要严格制订饮食食谱，在专科医师和营养师的指导下规范进食，以保证饮食治疗的效果。

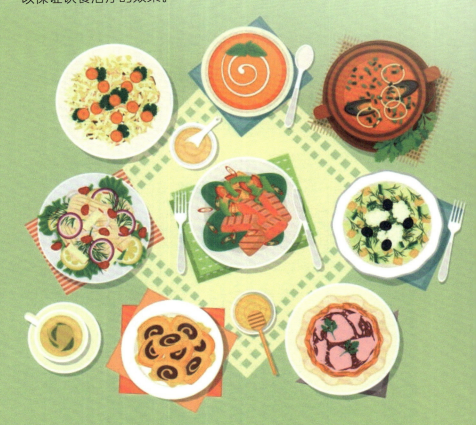

55/ 我能参加体育活动吗？

体育活动对于癫痫儿童青少年的健康和社交发展非常重要。应鼓励他们参与适合年龄和能力的体育活动，如跑步、跳舞、瑜伽、打乒乓球、散步等，必要时需有人监护或使用头盔等安全设备，以确保活动中的安全。同时，一同参与活动的其他人员，如教练、队友等，应了解癫痫儿童青少年的疾病情况，并知道在癫痫发作时应该采取的救助措施。

56/ 癫痫儿童青少年如何克服病耻感？

很多情况下，校内及社会歧视的心理压力比疾病本身给癫痫儿童青少年带来的痛苦更大，这种歧视不仅会影响他们的规范治疗，还可能改变他们的性格及人生发展。为使癫痫儿童青少年正常成长，一方面需要社会、学校的关爱，消除公众对癫痫的歧视，另一方面需要癫痫儿童青少年克服病耻感。克服病耻感，患癫痫的儿童青少年应了解癫痫，坦然接受癫痫，有效地管理癫痫，做好与癫痫长期共处的心理准备。通过教育和心理健康支持，逐渐克服病耻感，拥有更积极的自我形象和更健康的生活质量。同时，家庭、学校和社会的支持都是帮助癫痫儿童青少年走出病耻感的关键。

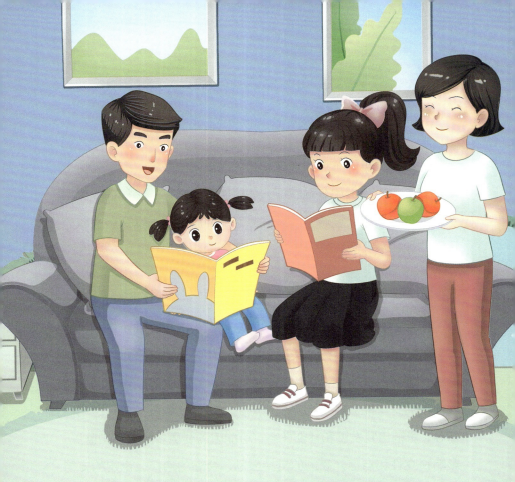

57/ 我以后能像普通人一样正常工作和结婚生子吗？

大部分癫痫儿童青少年在成年后能够像普通人一样正常工作、结婚和生子。一般而言，癫痫患者对不具危险性的工作均能胜任，但一些高风险的工作，如高空作业、驾驶重型机械等，应尽量避免。另外，女性患者在孕前，一定要咨询专科医生如何调整抗癫痫发作药，以降低女性患者和胎儿的风险，必要时需进行遗传学咨询。

58/ 我以后能开车吗？

癫痫患者不能开车。

我国的《机动车驾驶证申领和使用规定》规定，有下列情形之一的不得申请机动车驾驶证：有器质性心脏病、癫痫病、美尼尔氏症、眩晕症、癔病、震颤麻痹、精神病、痴呆以及影响肢体活动的神经系统疾病等妨碍安全驾驶的疾病。

59/ 癫痫对儿童青少年的自我发展有什么影响？

癫痫对儿童青少年自我发展的影响因人而异，取决于癫痫的类型、严重程度、治疗效果以及家庭和社会支持等多方面因素。癫痫儿童青少年可能会因为癫痫发作或治疗药物的副作用而影响学业进展；可能会经历社交和情感挑战，包括病耻感、焦虑和抑郁等，影响自我发展和社交关系；可能因需要更多的支持和监护，影响独立性和自信。家庭的支持鼓励、合适的治疗、稳定的支持系统和心理健康资源可以帮助他们克服挑战，发掘他们的潜力，拥有充实的生活。

60/ 癫痫儿童青少年怎样开展自我情绪调节？

癫痫儿童青少年可以学习一些自我情绪调节的技巧，以帮助他们应对情感挑战和与癫痫相关的压力，如认知行为疗法（CBT）、深呼吸和冥想、适当的运动和体育活动、朋友和家人

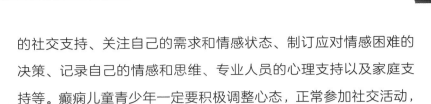

的社交支持、关注自己的需求和情感状态、制订应对情感困难的决策、记录自己的情感和思维、专业人员的心理支持以及家庭支持等。癫痫儿童青少年一定要积极调整心态，正常参加社交活动，树立战胜疾病的信心。

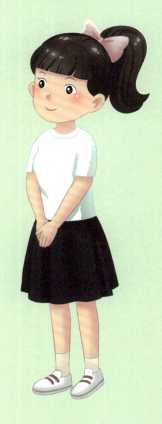

第二章

癫痫青少年至成人过渡期准备内容

1/ 什么是慢性病青少年的医疗过渡？

慢性病青少年的医疗过渡指有目的、有计划地将患有慢性疾病的青少年从以儿童为中心的卫生保健系统转移至以成人为中心的卫生保健系统，旨在为处于过渡期的患者提供连续的、发展适宜的医疗保健服务，使他们能够逐渐独立完成健康状况管理并适应医疗需求。

2/ 什么是过渡期准备？

过渡期准备是医疗过渡的重要部分，包括慢性病青少年及家庭、医疗提供者和社会共同完成医疗过渡的准备、开始、继续的过程。过渡期准备重点是，对患有慢性疾病的儿童和青少年参与成人医疗服务的能力进行训练，帮助青少年在不同环境下的自我管理、自我照护能力的提升。良好的过渡期准备可以促进青少年在转至成人医疗机构后，顺利接受诊疗和照护服务，适应成人医疗机构服务模式，逐渐完成医疗环境中角色的转变，有助于疾病的康复。

3/ 慢性病青少年过渡期准备的意义是什么？

过渡期准备是影响医疗过渡的重要因素，指慢性病青少年及其支持系统（家庭、医疗提供者和社会）准备、开始、继续及完成医疗过渡的过程。过渡期准备服务是综合性的支持服务，旨在帮助慢性病青少年顺利过渡至成人医疗。具体意义包括：

（1）提高适应性和独立性：提高慢性病青少年的适应能力和独立性，帮助他们学会如何适应新的环境、承担责任和迎接挑战，从而更好地应对疾病和成人期生活的挑战。

（2）增强自信心和自尊心：通过获得必要的技能和知识，增强慢性病青少年的自我效能，更有自信心处理疾病压力和生活挑战。

（3）提前规划和目标设定：过渡期准备服务鼓励慢性病青少年规划未来学业和职业，并设定目标。这有助于他们明确自己的方向，并为未来做好准备。

（4）改善社交技能：过渡期准备服务可以帮助慢性病青少年发展社交技能，包括发展沟通、团队合作和解决冲突的能力，这些技能对建立健康的人际关系至关重要。

（5）促进自我管理：通过学习如何管理时间、健康、生活事件等，慢性病青少年可以更好地照顾自己，并为自己的成长负责。

（6）减少焦虑：过渡期准备服务可以帮助慢性病青少年和家庭，减少疾病不确定性带来的焦虑和恐慌，从容有序应对过渡期中的突发或应激事件。

（7）增强自主性：过渡期准备服务鼓励慢性病青少年学习参与疾病和照护的相关决策，有助于培养其独立思考能力，提升疾病应对的行动力。

（8）提高生活质量：过渡期准备服务的终极目标是提升慢性病青少年的生活质量，改善患者的短期和长期预后。

4/ 慢性病青少年至成人过渡期的不同时间阶段如何划分？

根据世界卫生组织（World Health Organization，WHO）的定义，青少年包括10~19岁的人群；联合国定义的青年通常指15~24岁的年龄阶段。慢性病青少年至成人的过渡期准备应尽早起步，并根据疾病种类和发展状态、青少年的智力水平、家庭的支持水平等确定起始时间，专家建议至少从12岁开始过渡期准备。

"青少年"年龄划分可能因文化而异，目前过渡期不同阶段的划分，以及各个阶段慢性病青少年和家庭关注的重点不同。需要强调的是，不同的医疗状况和个体差异可能会导致时间划分的变化。有些疾病可能需要更长的时间来准备和执行过渡。因此，最好的做法是加强与医疗团队的沟通和合作，根据患者的特定情况制订个性化的过渡计划，并确保在适当的时间内开始过渡准备，以确保连续的医疗服务和顺利过渡。

5/ 什么时候开始过渡期准备合适？

过渡应尽早起步，并根据儿童青少年的智力水平、具体情况调整起始时间，专家建议从12岁开始过渡期准备。因为该阶段的青少年，是认知和心理发展的关键时期，青少年开始更深刻理解他们的健康状况和医疗需求；此外，青少年在这个阶段开始建立自己的社会支持系统，包括朋友和其他家庭成员，这可以帮助他们更好适应疾病自我管理的挑战，学会寻求支持资源。

6/ 癫痫青少年过渡期各年龄阶段任务是什么？

癫痫青少年过渡期各个阶段的主要任务如下表所示。

癫痫青少年过渡期各个阶段的主要任务

年龄阶段	主要任务
12~13 岁	①了解我的健康状况、用药情况和过敏史； ②尝试询问儿科医护人员我关注的健康问题； ③了解我的儿科医生接诊患者的年龄范围
14~15 岁	①了解更多我的健康状况、医疗保健和支持资源； ②了解我和父母/照顾者的过渡期准备水平，并从医护人员获得建议； ③了解在癫痫急性发作时，我身边的人的正确处理方法； ④练习预约专科门诊； ⑤尝试独自就诊或随访（根据具体情况）
16~17 岁	①预约医生，尝试独自去看医生，问医生健康相关问题和去药房开药； ②做一份自我管理的总结清单； ③了解自己是否可以作出适合的医疗决定，可与父母/照顾者、医护人员讨论这个问题，并寻求支持和帮助； ④与父母/照顾者讨论转移至成人医疗机构的预期时间
18~21 岁	①知道我已成为一个 18 岁的成年人，我已有法律责任对自己负责； ②能够向新的成人医生准确报告和提供医疗信息； ③能够按时进行专科预约和随访； ④清楚我的医疗费用支付金额和方式； ⑤了解在 18 岁后相关就诊变化（如健康保险、社会保障收入）
22~25 岁	①继续从成人医护人员处获得帮助和支持，学习管理自己的健康； ②清楚和计划我的医疗费用管理（如保险支付方式、就诊费用等）

7/青少年至成人医疗保健过渡的影响因素有哪些？

青少年至成人医疗保健过渡是一个复杂的过程，涉及多种因素，这些因素可能会对个体的医疗状况和生活质量产生重大影响。以下是影响青少年至成人医疗保健过渡的关键因素。

（1）年龄和发育阶段：不同年龄段的青少年对医疗保健的需求不同。随着年龄的增长，他们的医疗需求和健康关注重点也会发生变化。

（2）疾病严重程度：疾病的严重程度会影响过渡过程。某些疾病可能会对青少年的生长发育和认知功能造成损害，需要特殊的医疗关注和支持；而另一些疾病可能相对较轻，不需要过多的过渡准备。

（3）自我管理技能：个体是否具备足够的自我管理技能来处理自己的健康问题，包括预约医生、遵守医嘱、症状监测、健康记录等，这些都会影响过渡的顺利进行。

（4）医疗保健团队的准备：医疗保健专业人员需要接受培训，以更好地理解和满足患者需要。同时，儿科医疗团队和成人医疗团队之间需做好协调和转移，包括信息共享、健康档案转移和专业知识的交流。

（5）教育和信息提供：提供青少年和家庭有关过渡及疾病相关的教育和信息，他们对过渡及疾病知识的了解与掌握是过渡的关键。

（6）家庭支持：家庭的支持和参与对青少年至成人医疗保健过渡至关重要。家庭成员在过渡期间的参与和支持可以帮助青少年更好地适应新的医疗环境。

（7）社会支持系统：青少年可能需要社会支持，以帮助他们迎接过渡期的挑战，包括朋友、学校、社区、社会组织、政府等的支持。

（8）社会经济条件：家庭的居住经济状况可能会影响青少年获得医疗保健的能力，包括医疗资源获取、医疗保险覆盖、交通、食品营养保障等。

（9）心理支持：过渡过程中可能会导致青少年产生病耻感、抑郁、焦虑等心理问题，因此需要提供相应的心理支持解决相应负性问题。另外，需培养慢性病青少年积极健康的心态，以使他们主动应对过渡中的各种问题。

（10）文化和语言：文化和语言差异可能会影响患者和医疗保健提供者之间的沟通和理解，进而影响过渡进程。

综合考虑这些因素，医疗保健提供者、患者、家庭、学校和社会支持机构需要合作，以确保青少年至成人医疗保健过渡的成功。同时，医疗保健过渡需要持续地关注和计划，以满足不同患者的独特需求。

8/ 慢性病青少年在过渡期准备中的应对策略和技巧有哪些？

（1）建立积极的自我认同：鼓励青少年接受自己的疾病和

身体，包括疾病可能带来的限制。疾病只是生活的一部分，而不能定义为生活的全部；积极发展自己的兴趣、爱好和才能，在持续的实践中建立自信。建立积极的自我认同是一个逐渐发展的过程，需要时间和努力，家庭、学校和医疗团队的支持对于慢性病青少年的自我认同发展至关重要。

（2）关注情感支持和心理健康：慢性病青少年可主动寻求家庭、学校和医疗机构等对其心理健康有利的支持资源；学会主动表达情感；掌握应对压力的方法，如深呼吸、冥想、运动和放松技巧；如果需要，主动寻求心理健康专业人员的帮助。

（3）建立应对挫折的能力：青少年时期充满了不确定性，慢性病可能会增加这些挑战，学习积极的思考方式，将挫折视为学习机会，而不单纯看成是失败。理解生活中变化的正常性，根据情况调整行动策略，而不是坚持固定的路径。同时，避免沉溺于自我同情，应通过积极行动来应对挫折，而不是陷入负面情绪中。

（4）积极社交互动：积极参与社交互动，建立自我支持系统，例如主动加入学校兴趣小组或志愿活动，可以帮助青少年学习社交技能和建立朋友圈。

（5）获取教育和支持资源：主动学习如何寻找、筛选和辨识可信赖的医疗照护网站，寻找慢性病相关的支持组织和平台，这些组织可以提供专业信息、交流机会和情感支持，但需确保这些组织是可信赖的，并具有良好声誉；不要不好意思向医生、护士或其他医疗专业人员提问，他们可以提供针对个人情况的建议和信息。

（6）培养自我管理技能：与家庭成员一起制订自我管理的目标和计划，包括每天服药、锻炼、控制饮食等生活方式管理；家庭成员可以起到监督、观察和反馈提醒的作用。尝试记录健康日记，例如服用药物的剂量和时间、饮食、锻炼和任何症状，有助于和医生一起评估自我管理的实践效果。

（7）设立目标和规划未来：根据自己的疾病状况和能力现状，设立明确的个人发展目标，包括教育、职业和个人生活方面的目标，尝试与家庭成员、学校老师等相关人员沟通，以获得支持和帮助。

（8）发挥家庭支持的优势：家庭支持是慢性病青少年自我管理的重要组成部分，包括共同制订目标和计划、鼓励自主决策、制订提醒和日程安排、促进健康生活方式、提供情感支持、鼓励逐渐独立、协助慢性病青少年寻求专业支持（心理健康咨询或专业的医疗管理）等。

这些策略和技巧旨在帮助慢性病青少年建立坚忍性、自信力和适应力，更好地迎接青春期和成人期的挑战。每个青少年都是独特的，因此过渡期准备的支持应根据他们的需求和情况制订个性化方案并持续优化。

9/ 慢性病青少年和家庭应该如何做好其过渡至成人期的准备？

慢性病青少年迎接成人期的准备工作至关重要，这对于他们的健康、生活质量和远期疾病结局非常关键。在这个过渡期需要全面支持和规划，确保他们能够应对生活中的新挑战。

（1）积极的医疗过渡准备：

寻找合适的成人医疗提供者。在青春期前，根据疾病类型，开始寻找合适的成人医疗提供者，包括成人内科医生、外科医生或专科医生。

确保医疗资料和信息转移。确保重要的医疗记录和信息能顺利被新的医疗提供者获得。

主动获取成人医疗体系、医疗保险和社会服务的信息和资源。

培养慢性病青少年自我管理技能，包括药物管理、症状监测和医疗预约的安排等。

（2）接受教育和培训：

疾病教育。慢性病青少年主动学习关于疾病的全面教育，包括疾病特征、预防措施、症状识别和处理急性情况。

药物管理培训。如果需要，确保慢性病青少年能够正确理解和管理药物，包括剂量、时间表和可能的副作用。

营养和生活方式教育。了解和学会制作健康饮食，以及在成年生活中维持健康生活方式的策略。

（3）心理社会支持：

心理健康支持。医疗机构提供心理咨询和支持，帮助慢性病青少年处理可能的情感和心理压力，特别是与长期疾病相关的焦虑或抑郁；帮助接纳疾病，克服病耻感。

社交支持。鼓励慢性病青少年建立和维护社交支持系统，与朋友和家人分享他们的情况，以减轻心理压力。

（4）培养自信与独立性：

自信力建设。根据每位青少年具体情况和需求进行调整和定制，重要的是持续提供支持、鼓励和教育，家庭、专业医疗团队和社区的合作至关重要。

独立性培养。逐渐增加青少年自我管理责任；鼓励他们参与医疗决策，培养问题解决能力和沟通能力；帮助他们发现兴趣爱好和职业目标，以激发他们追求独立性的动力。

（5）医疗保险和金融准备：

了解医疗保险。帮助慢性病青少年了解医疗保险选项和如何管理医疗费用。

金融计划。讨论财务管理，确保他们逐步能够负担医疗费用和其他生活开支。

（6）家庭支持：

家庭的角色。家庭在过渡期间提供重要的支持，父母由主要照顾者和健康管理者角色转变为教练、顾问或协助者。

开放的沟通。创建安全的家庭沟通氛围；家庭成员学会倾听对方，关注慢性病青少年的感受和需求。使用鼓励和积极的语言来表达关心和支持。建立支持性的沟通模式可以增进家庭成员的理解和减少过渡期冲突。

（7）定期监测和调整：

定期评估慢性病青少年的过渡进展，并根据需要进行反馈和调整。确保慢性病青少年在新的医疗体系中得到持续支持和指导。

总之，慢性病青少年至成人的过渡是一个复杂的过程，需要跨学科的医疗团队、家庭、患者和社会资源的合作。这个过渡的目标是确保他们在青春期和成人期继续获得及时的医疗关怀，同时也能够在社会生活中独立自主地参与。

10/ 慢性病青少年如何应对成长中的生理变化和疾病进展？

慢性病青少年需要积极参与他们的健康管理，并与医护团队保持密切联系，通过遵循医护人员的建议、定期体检和随访，以及学习自我管理技能，以应对向成人医疗过渡中的生理或疾病的变化。

（1）定期检查和随访：慢性病青少年应遵循医生的建议，定期进行体检和随访，学会自我监测疾病进展和健康状况的变化。在体检前，可以自己或请家长预约专科门诊，确保不会错过任何重要的检查。

（2）参与健康教育：医护团队通常会提供培训和教育资源。慢性病青少年学会与医护人员交流自己的病情和需求，主动了解疾病和预后，明白可能出现的身体变化以及需要采取的干预和管理措施。

（3）学会自我管理：慢性病青少年可以通过学习自我管理技能来更好地控制他们的健康状况，包括学会正确使用药物、血糖监测、饮食计划、锻炼技巧等。

（4）优化健康生活方式：青少年需要学习和采取健康的生活方式，包括均衡的饮食、足够的睡眠、适度的锻炼和避免不健康的行为，如吸烟和酗酒。如果需要特殊的饮食计划，需严格遵循医生或营养师建议；学会读取食品标签，了解食物成分，以避免摄入对身体有害的食物。

（5）居家药物管理：慢性病青少年可以与医护人员讨论任何药物相关的问题，并建立药物管理计划，以确保不会漏服或过量服用药物。根据医生建议，患有慢性疾病的青少年应该随身携带必要的药物或急救设备，以防在运动期间或其他场合发生紧急情况。

（6）关注自我精神心理健康：慢性病和自我成长的挑战可能对青少年的心理健康产生影响。慢性病青少年应与家人、朋友和同龄人建立稳固的支持体系，可以在需要时倾诉和分享情感。如果有情感困扰、焦虑、抑郁或其他心理健康问题，及早咨询专业心理医生或心理健康专家。学会应对压力的放松技巧，如深呼吸、冥想等。同时，学会接受自己，包括自己的慢性疾病，不要让它成为自我成长的负担。

（7）记录症状和进展：青少年应该积极记录任何症状的变化或疾病的进展。可以通过日记、手机 App 或其他方法来实现。将这些信息与医生和护士分享，有助于专业人员更好地了解病情并调整治疗照护方案。

（8）重视社交互动：与家人、朋友和同龄人保持密切联系。不要因为慢性疾病而孤立自己。慢性病青少年可以定期与家人或朋友分享自己的状况和感受，让他们了解你的需求和挑战。学习参与适合的社交活动，如聚会、户外活动、俱乐部等。社交互动可以提高自信心，减轻抑郁和焦虑。有时，社交互动可能会导致青少年额外的压力，需学会处理社交压力的技巧，如通过冷静自己、设定合理的界线等策略。

11/ 慢性病过渡期准备中，慢性病青少年如何寻求专业帮助？

（1）认识专业人员的重要性：专业的医护人员，包括专科医生、专科护士、营养师、心理咨询师、心理治疗师和康复师等，可以为慢性病青少年及其家庭提供专业的治疗照护、心理支持和自我管理等应对策略。慢性病青少年和家庭需要积极主动地提问，向专业医护等人员寻求解释、建议和信息。

（2）重视家庭与医护团队的合作：慢性病青少年和家庭成员与医护人员建立信任和积极的合作关系非常重要。这有助于确保信息的充分共享和更好的治疗结果。建立开放、诚实和透明的沟通渠道，让家庭成员与医护团队之间能够自由地分享信息和提问。家庭应鼓励青少年主动参与谈话，让他们感到自己的声音被听到。慢性病青少年和家庭成员可以被鼓励参加医疗和照护决策，特别是在重要的治疗计划和过渡期准备方面。

（3）选择合适的专业人员：慢性病青少年和家庭成员可以了解专业人员资质和认证、治疗方法、费用和沟通风格等。慢性疾病可能需要不同领域专业人员，例如，青少年癫痫疾病可能涉及神经、营养、心理等专业，全面了解慢性疾病所需的专业领域，有助于寻找合适的专家。医护团队了解患者的病史和需要，也可以指导选择合适的专家。此外，医疗机构对专业人员的推荐介绍也是一个起点，帮助物色合适的专家。此外，专业人员的地理位置以及交通的便捷性也是需要考虑的。

（4）学会开放的沟通：慢性病青少年和家庭成员应该保持与专业人员开放的沟通，诚实地分享自己的治疗要求和体验，以便专业人员能够判断和重视青少年的个体化需求，为青少年提供针对性的支持，并解答其在治疗和照护过程中的疑虑，帮助其提高健康管理技能，改善疾病预后。医务人员可通过互联网信息平台技术，为慢性病青少年和家庭提供专业、可及的指导和支持。

（5）主动寻求健康教育资源：慢性病青少年和家庭成员寻找教育资源，主动了解慢性疾病的各个方面，包括诊断、治疗选项、药物管理和预后；了解成年后慢性疾病管理的相关信息，可能包括疾病的成年化特征、可能的共患病、医疗保险、医疗预约等方面的信息。需要强调的是，确保获取信息的来源是可信赖的医疗机构、政府卫生机构、专业协会或知名医疗网站；建议不要依赖于单一的观点或意见，学会对多个独立可信赖的信息整合分析，警惕伪科学、未经证实的治疗方法或健康谣言。

（6）制订过渡计划：慢性病青少年和家庭成员与医疗团队可一起制订个性化的过渡计划。过渡计划包括：转诊到成人医疗机构的时间表、药物管理、医疗信息管理、康复训练计划、健康保险安排等。

总之，在过渡期准备中，青少年和家庭与医护团队建立良好的联系非常重要；主动寻求健康教育资源、社会支持群体和服务资源；了解成年后的法律权益；发展自我管理的技能；关注青少年和家庭成员心理健康等，有助于确保平稳地过渡到成人医疗保健系统。

12/ 慢性病青少年如何与医护人员合作，更好地管理现有疾病？

（1）建立良好的沟通渠道：与医护团队维持互信与合作的关系是关键，建立开放和信任的沟通渠道。青少年应该与医护人员分享症状、疾病经历和治疗反应，以便医护人员了解青少年的实际情况和真实需求。

（2）鼓励参与共享决策：慢性病青少年及其家庭在治疗照护计划中应该是积极的合作者和实践者，青少年应被鼓励积极参与医疗决策，了解自己的疾病和治疗照护选项，向医护人员提问，并分享自己的健康目标和偏好。

（3）提升自我健康素养：青少年应该积极学习关于自己的疾病基本知识，包括病因、症状、治疗和预防方法等。通过阅读权威的医学书籍、文章，以及参与在线健康教育课程来获取相关知识。在家庭成员的帮助支持下，提升自我管理技能，包括药物管理、症状监测、饮食控制、锻炼安排等。

（4）提高治疗依从性：积极遵守医护人员的医嘱和建议，包括药物使用、饮食控制、运动安排等；定期随访和评估；青少年学习记录自己的症状、药物使用情况、饮食习惯等变化；认识长期用药的名称、用途、剂量和可能的副作用等。青少年和医护人员可以共同设定治疗目标，如控制症状、减少再入院率等，促进他们的依从行为。此外，尝试利用信息辅助工具，信息辅助工具也是现代健康促进中的干预手段。

（5）发挥家庭优势：家庭成员是青少年成长的支持团队。家庭照顾者在青少年慢性疾病的应对、自我管理监督和反馈、情感支持、过渡期准备干预中，扮演关键角色。家庭成员应树立和示范与医护人员合作的正确行为方式；明确父母的角色是支持和引导，而不是代替青少年，应鼓励青少年学会与医护人员积极沟通和合作。

（6）制订紧急情况应对计划。在过渡期准备中，慢性病青少年和家庭，在医护人员指导下应掌握疾病紧急情况应对策略，以应对疾病和过渡期中的突发事件。例如，对于癫痫青少年家庭来说，掌握院外惊厥急性发作的急救措施、确定在过渡期持续发作后的转诊医院是非常必要的。在医护人员的指导下，家庭配备必要的急救药物和设备、建立紧急情况联系清单、家庭成员参加急救和心肺复苏培训等，对确保青少年的健康和安全具有重要意义。

13/ 家庭成员应该如何在过渡期准备中支持慢性病青少年？

家庭关切被认为是慢性病青少年过渡期准备中的一项优先事项，应尊重和支持家庭的优势，家庭成员可以通过以下方式来支持和引导慢性病青少年，帮助他们顺利过渡至成人。

（1）家庭成员应成为积极的榜样：家长可以通过自己的健康行为和有益的生活方式，成为慢性病青少年的积极榜样。这些行为和方式包括积极管理自己的健康，以及展示积极的应对策略。慢性病青少年通常会受到家庭成员的行为影响，良好的榜样示范对他们的健康管理至关重要。

（2）持续监督和提醒：家长可以帮助慢性病青少年养成自我管理的习惯，包括设立提醒，确保药物按时服用，监督饮食控制，以及定期医疗检查的安排等。监督不是为了限制孩子的自由，而是为了确保他们的健康。

（3）共同制订健康管理计划：家长和慢性病青少年可以一起制订过渡期准备中的健康管理计划。包括制订日常任务清单、饮食计划、安排锻炼项目和作息时间等。通过共同制订计划，家长可以教授青少年如何制订健康目标和计划，同时提供指导。设定可测量的目标后，当慢性病青少年达到这些目标时，及时提供奖励，可以是一个小礼物和特别的活动，或者是他们感兴趣的事情。

（4）鼓励自主决策：在合适范围内，家长可以鼓励慢性病青少年参与医疗决策。当医疗选项可行时，家长可以与他们一起讨论如何配合治疗或照护。尊重他们的决策有助于培养其自主决策能力。

（5）给予情感支持：家长应该提供情感支持，理解慢性病青少年可能会面临的认知经历和情感挑战。倾听他们的担忧，提供安慰和鼓励，确保他们知道自己不是孤独的。

（6）及时赞扬和奖励：家长应该及时表达对慢性病青少年的赞扬和鼓励。当他们成功管理自己的健康时，家长可以有针对性地表扬慢性病青少年，不仅仅说"你很棒"，而是明确指出孩子做得好的具体方面。例如，可以说："我注意到你每天都按时服用药物，这对你的健康非常重要，你真的很负责任。" 鼓励青少年自我反思他们的努力和进步，帮助他们认识到自己的成就，以及与之相关的良好行为。

（7）建立独立技能：在医护人员支持下，协助慢性病青少年建立一系列独立技能，如预约医疗检查、填写健康日记、学会使用医疗设备、开展药物购置和管理等。这些技能将在日常生活中发挥重要作用。

（8）鼓励参与支持团体：家长可以鼓励慢性病青少年参加慢性病支持团体或社交媒体群体。这种参与可以帮助他们与同龄人分享经验、感受支持和建立社交网络。

（9）建立未来规划：与慢性病青少年一起探讨他们的未来规划，包括教育和职业目标。提供指导和建议，但同时尊重他们的兴趣和选择。

（10）定期沟通和调整：家长和慢性病青少年之间的定期沟通非常重要。一起回顾、讨论和展望，根据需要进行调整，确保过渡期准备的支持和计划与青少年成长和发育需求相匹配。通过这些具体的方法，家长可以更好地支持慢性病青少年顺利过渡至成人期，帮助他们培养独立性，有效地管理自己的健康。这种支持不仅有助于提高他们的生活质量，还有助于培养坚韧和自主性。

14/ 家庭如何与医护团队合作，帮助慢性病青少年顺利过渡至成人医疗？

在从青少年医疗过渡到成人医疗的过程中，家庭与医护团队之间的合作至关重要，良好的合作可以使过渡期更为顺利。

（1）建立开放的沟通渠道：家庭与医护团队建立开放和积极的沟通渠道非常重要。家庭及时提问，分享青少年和家庭在过渡期准备中的疑虑、希望和目标；医护团队则应提供及时的反馈和信息。

（2）了解医疗过渡计划：慢性病青少年和家庭成员应清楚过渡期准备的事项和重点、过渡的时间、过渡期常见的问题和应对方法、可提供帮助的医护人员等。家庭和青少年应该了解过渡期准备的重要性，这个过程有助于确保医疗护理的连续性，并帮助青少年更好地管理他们的健康。

（3）寻找合适的成人医疗提供者：家庭应该与青少年一起寻找适合他们需要的成人医疗提供者。这可能需要一些时间和耐心，以确保选择的医生或医疗机构能够满足慢性病青少年成长需求。

（4）开始早期规划：慢性病青少年至成人的过渡期准备应尽早起步，并根据疾病种类和发展状态、青少年的智力水平、家庭的支持水平等确定起始时间，专家建议至少从12岁开始就应进行过渡期准备。

（5）培养自我管理技能：家庭在医护人员指导下，应尽早帮助青少年培养自我管理的技能，包括如何预约医生、管理药物、理解医疗保险、医患沟通、饮食管理等。这将有助于他们在成人医疗系统中更好地管理自己的健康。

（6）参与教育和培训：积极参与有关医疗过渡的教育和培训活动，可以帮助家庭了解过渡过程、如何支持青少年的自我管理以及如何应对可能面对的挑战。

（7）支持心理健康：过渡期的慢性病青少年可能会因疾病变化和成长压力而感到焦虑或紧张。因此，家庭成员应该及早了解青少年可能出现的心理问题，并及时与医护人员交流和听取建议，帮助青少年应对医疗过渡可能带来的挑战。

（8）持续监控和评估：过渡期后，家庭和医护团队应该继续监控青少年的健康状况，并评估过渡的有效性；必要时进行调整和改进。

通过积极参与和合作，家庭可以帮助慢性病青少年更顺利地过渡至成人医疗，从而确保他们在新的医疗环境中得到适当的照顾和支持。

15/ 我做好了过渡期准备吗？

《癫痫青少年至成人过渡期准备评估问卷（青少年版）》，经重庆医科大学附属儿童医院的慢性病青少年过渡期准备综合干预研究工作室汉化和调试，问卷具较好的信效度，用于评估没有明显认知缺陷或智力残疾的癫痫青少年的过渡期准备情况，适用年龄为 12~26 岁，以下为问卷内容，作为自测和评估，可以试一下！

癫痫青少年至成人过渡期准备评估问卷（青少年版）

（填写人：青少年）

姓名＿＿＿＿＿＿＿　出生日期＿＿＿＿＿＿＿　评估日期＿＿＿＿＿＿＿＿

一般而言，青少年向成人医疗保健的转移通常发生在 18 岁及之后。

您认为在 18 岁以后顺利过渡至成人医疗机构的重要性程度：

0	1	2	3	4	5	6	7	8	9	10
不重要										非常重要

您对 18 岁以后顺利过渡至成人医疗机构的信心程度：

0	1	2	3	4	5	6	7	8	9	10
没信心										非常有信心

如实填写以下问题，如果您需要帮助，可以寻求医护人员或父母 / 照顾者的协助！

序号	条目	我认为					
		不知道	想学习	正在学习	已经开始这样做	总是这样做	不适用
1	您知道您使用的抗癫痫发作药的名称吗？						
2	您是否能够独立正确用药？						
3	如果出现药物不良反应，您知道怎么做吗？						
4	您知道何时以及如何在药物快用完之前购买吗？						
5	您知道如何使用急救药物来缓解反复发作吗？						
6	您会提前预约专科门诊吗？						
7	您会追踪您的各种检测、检查或检验结果吗？						
8	您能自行乘车去复诊或随访吗？						
9	当您发现健康状况有异常时（如癫痫发作频繁或出现过敏反应），您会预约就诊吗？						

续表

序号	条目	我认为					
		不知道	想学习	正在学习	已经开始这样做	总是这样做	不适用
10	您知道如何管理您的医疗保险吗？						
11	您会对您支付的医疗费用进行管理吗？						
12	您知道您所患癫痫的发作类型吗？						
13	您知道您患癫痫的原因吗？						
14	您知道如何避免癫痫发作的诱发因素吗？						
15	您知道如何记录癫痫发作情况吗？						
16	您知道您的生活方式如何影响您的健康状况（如缺乏睡眠、频繁闪光）吗？						
17	您会保留就诊和其他预约的记录或清单吗？						
18	就诊前您会把就诊问题罗列出来吗？						
19	您知道当发生有关的医疗紧急情况时该怎么做吗？						
20	您会告诉医生或护士您的感觉或哪里不舒服吗？						
21	您会回答医生、护士或诊所工作人员提出的问题吗？						
22	您会帮助准备饭菜/食物吗？						
23	您是否会保持家里/房间清洁？						

续表

序号	条目	我认为					
		不知道	想学习	正在学习	已经开始这样做	总是这样做	不适用
24	您会去社区商店（如杂货店和药店）购物吗？						
25	您知道您的健康状况对学业进展、职业选择和未来就业的影响吗？						
26	您知道癫痫患者不能从事哪些活动吗？						
27	您知道其他药物和酒精对抗癫痫药物的影响吗？						
28	您知道如何寻找可用的医疗资源（如权威网站、正规公众号等）吗？						

注：问卷版权归属重庆医科大学附属儿童医院慢性病青少年过渡期准备干预服务工作室。

计分规则：

①采用 Likert 5 级评分法，从"不知道"到"总是这样做"分别赋分 1、2、3、4、5。

②总分除以条目数（减去不适用的条目数）。

计分结果：

①平均得分 4~5 分：你做得很棒，需要保持和提升，可以在医护人员处获得自我管理能力持续提升指导和建议！祝你学习顺利，开心成长！

②平均得分 2~4 分：你还需要加油！希望在医护人员的帮助和指导下，能进一步提升自我管理能力！努力就是胜利！坚持就是成功！我们看好你！

③平均得分 < 2 分：你的上升空间很大！希望在医护人员的帮助下，在家人的支持和陪伴下，当然，一定在你的努力下，提升你的自我管理能力！加油！你肯定可以！

16/ 我的父母或家人做好了过渡期准备吗？

慢性病青少年过渡期是一个重要的生命阶段，需要特别的关注和准备，而父母在这个过程中扮演着关键的角色。在此过程中，父母需要的准备事项包括：

（1）提供情感支持的准备：青少年时期本身就是一个情感上波动较大的时期，患有慢性病的青少年可能面临更多的情感压力。父母的情感支持和理解对于帮助他们应对这一时期的挑战至关重要。父母的积极态度和情感支持可以对青少年的心理健康产生积极影响。

（2）协助医疗管理的准备：慢性病通常需要长期的医疗管理和自我照顾。在过渡期，父母可以帮助青少年学习管理自己的健康状况，包括正确地服药、定期检查以及应对可能的急症情况。父母的参与可以提高青少年的医疗依从性，确保他们能够有效地管理慢性病。

（3）教育和信息传递的准备：父母在过渡期可以扮演教育者的角色，向青少年传递关于他们患病状况的相关信息。包括疾病的性质、可能的治疗选项、生活方式的重要性等。通过提供足够的信息，父母可以帮助青少年更好地理解和接受自己的状况。

（4）促进自我管理技能培养的准备：过渡期是培养自我管理技能的关键时期。父母可以帮助青少年建立良好的自我管理习惯，包括时间管理、医疗管理、情绪管理等。这将有助于他们更好地适应成年生活。

（5）促进独立性和自信心的准备：父母的支持和鼓励可以帮助慢性病青少年建立独立性和自信心。这对于他们在未来面对生活中的挑战时至关重要，也有助于形成积极的生活态度。

父母的准备对于慢性病青少年的过渡期非常重要，因为他们的支持和引导可以为青少年提供稳定的环境，帮助他们更好地适应慢性病的管理和生活的各个方面。《癫痫青少年至成人过渡期准备评估问卷（家庭照顾者版）》，由重庆医科大学附属儿童医院的慢性病青少年过渡期准备综合干预研究工作室开发，具较好的信效度，用于评估没有明显认知缺陷或智力残疾的癫痫青少年的家庭照顾者的过渡期准备情况，以下为问卷内容，可为家庭照顾者的自我评估提供参考。

癫痫青少年至成人过渡期准备评估问卷（家庭照顾者版）

（填写人：家庭照顾者）

孩子姓名＿＿＿＿＿＿＿ 出生日期＿＿＿＿＿＿＿ 评估日期＿＿＿＿＿＿＿

一般而言，儿童向成人医疗保健的转移通常发生在 18 岁及之后。您认为您的孩子在 18 岁以后顺利过渡至成人医疗机构的重要性程度：

0	1	2	3	4	5	6	7	8	9	10
不重要										非常重要

您对您的孩子 18 岁以后顺利过渡至成人医疗机构的信心程度：

0	1	2	3	4	5	6	7	8	9	10
没信心										非常有信心

　　请如实填写这张表格，以帮助我们了解您的孩子的自我管理现状，以及您想要了解的相关领域内容。在您完成表格后，您可以和孩子分享答案，并进行比较，对于不一致的条目或者分数低的条目进行沟通，相信在你们的努力下，孩子的自我管理能力一定有提升！

序号	条目	我认为他 / 她					
		不知道	想学习	正在学习	已经开始这样做	总是这样做	不适用
1	我的孩子了解他的健康状况以及如何管理癫痫（癫痫发作急救、治疗等）						
2	我的孩子可以向其他人（医生、老师、朋友等）描述他的健康状况						
3	我的孩子能与医护人员讨论他的健康状况如何影响自己的生活						
4	我的孩子参加了关于他自己健康问题的讨论						
5	我的孩子记录了他的健康信息（预约、药物、发作、检查结果等）						
6	我的孩子知道如何预约门诊或寻找医疗卫生资源						

续表

序号	条目	我认为他/她					
		不知道	想学习	正在学习	已经开始这样做	总是这样做	不适用
7	我的孩子在感到压力、沮丧或焦虑时知道如何排解或寻求资源帮助						
8	我的孩子在日常生活中知道如何避免诱发癫痫的因素						
9	我的孩子知道哪些职业不适合癫痫人群						
10	我的孩子有朋友、家人或社团等支持人群，孩子遇到困难时会寻找支持						
11	家庭成员是孩子树立日常自我照护和健康行为的榜样						
12	如果孩子院外惊厥急性发作，我能够开展正确的急救和应对						
13	我会用视频记录孩子的日常癫痫发作，并提供临床医师进一步审查						
14	我知道癫痫青少年常见的共患病症状的观察内容和就诊要求						
15	我知道癫痫青少年需要接受定期神经心理评估的必要性						
16	我会向医护人员报告孩子学业进展和认知功能（如记忆力、注意力和语言）						

续表

序号	条目	我认为他/她					
		不知道	想学习	正在学习	已经开始这样做	总是这样做	不适用
17	我理解孩子的保密权力和知情同意权						
18	在合理范围内，我鼓励孩子就其医疗保健作出决定						
19	我知道我的角色转变（照顾者和健康管理者转变为教练、顾问或协助者）						
20	我会和我的孩子讨论如何顺利过渡至成人医疗						

注：问卷版权归属重庆医科大学附属儿童医院慢性病青少年过渡期准备干预服务工作室。

计分规则：

①采用 Likert 5 级评分法，从"不知道"到"总是这样做"分别赋分 1、2、3、4、5。

②总分除以条目数（减去不适用的条目数）。

计分结果：

①平均得分 4~5 分：您和您的宝贝做的很棒，需要保持和提升，可以在医护人员处获得自我管理能力持续提升指导和建议！祝您和您的家人生活愉快！

②平均得分 2~4 分：您和您的宝贝还需要加油！希望在医护人员帮助和指导下，提升孩子的自我管理能力！请您及时告知我们，您在提升孩子自我管理方面的困惑或困难，让我们来帮助您和您的孩子！大家一起努力！

③平均得分 < 2 分：您和孩子在疾病自我管理方面上升空间很大！希望在医护人员的帮助下，在家庭的支持和陪伴下，当然，一定在你们的努力下，孩子的自我管理能力有进步！我们的目标和您一致，希望孩子成为一个能够独立面对疾病并在生活中蓬勃发展的青年！

17/ 儿童和成人的医疗照护参与模式有什么不同？

儿童和成人在医疗照护参与模式上存在许多不同之处，主要是基于儿童和成人在生理、心理、社会发展等方面的差异，这些差异主要是为了适应不同年龄群体的需求和特点。下表所罗列的儿童和成人在参与医疗照护模式的 23 条主要不同情况，您可以在备注栏勾出您有问题的项目，并备注具体信息或疑问，在下次到医疗机构随访时，请专业医护人员帮助解决。

我的过渡期准备之旅

导航选项	儿科模式（我现在的位置）		成人模式（我的下一站）	备注栏	备注填写
团队组成	儿童医疗机构通常有儿科医生、儿科护士等儿科医护团队成员，他们了解儿童的生理、心理和疾病特点	→	成人医疗机构主要有内科医生、外科医生等成人医疗照护专业团队，专注于成人健康问题		
护理模式	强调以儿童和家庭为中心的照护模式	→	关注以个人为中心的照护模式，强调个体自主性和参与性的健康管理		
就诊环境	环境设计以儿童喜好为主，包括色彩鲜艳的装饰和背景墙，提供儿童玩具和动画片等	→	环境可能更加庄重朴实，色彩较单一，适应成人就诊心理需求		
医护人员沟通方式	医护人员能使用适合儿童的语言和交流方式与您沟通	→	医护人员倾向使用专业术语、患者的个体主观感受采集和共同决策		
治疗方案特点	强调根据儿童的年龄、体重、生长发育等因素，制订个体化的治疗照护和药物管理方案	→	医护人员注重慢性病综合管理和纵向防治，关注成人生理、心理、社会多样化健康需求		

续表

导航选项	儿科模式 （我现在的位置）		成人模式 （我的下一站）	备注栏	备注填写
患者教育	以家庭照顾者为主的教育方式	➡	以患者为主的教育方式		
医疗决策	以家庭照顾者为主的共同决策	➡	强调患者的自主权和个人偏好的共同决策		
专科就诊	父母/照顾者根据复诊要求或疾病变化预约专科门诊		我根据复诊要求或疾病变化预约专科门诊		
	父母/照顾者大部分或全部时间尽量陪伴我		我独自就诊，也可以选择父母/照顾者的陪伴		
	父母/照顾者会帮助回答问题，解释我的疾病状况、使用药物和病史等医疗照护情况	➡	我回答医护人员的问题，解释我的疾病状况、使用药物和病史等医疗照护情况		
	父母/照顾者作为主要代言人，参与疾病的讨论		我是参与疾病讨论的主要人员		
	父母/照顾者查看检查结果，并且向我解释		我及时获取检查结果，可以查看和问询医生		
药物管理	父母/照顾者帮助我取药		我在药物快用完之前能够获取药物		
	父母/照顾者提醒我按时用药，监督我按时正确服用药物	➡	我能正确地按时服用药物，并且会使用某个工具或方法来提醒自己按时用药		
	父母/照顾者观察我的用药相关不良反应并报告医生		我能及时发现并报告医生出现的用药不良反应		
	父母/照顾者发现药物漏服，提醒和指导我正确地补服		我能够及时发现药物漏服，并正确地补服		

续表

导航选项	儿科模式（我现在的位置）		成人模式（我的下一站）	备注栏	备注填写
日常管理	父母／照顾者提醒和监督我如何避免癫痫发作的诱发因素	➡	我知道并避免癫痫发作的诱发因素		
	父母／照顾者使用和向我介绍可用的医疗资源和社群平台		我可以找到和使用可用的、正规的医疗资源和社群平台		
	父母／照顾者记录我的健康信息		我及时更新我的健康信息记录		
	父母提供生酮饮食		我自己制作生酮饮食		
	发生医疗紧急情况，父母送我就诊		发生医疗紧急情况，我能够及时就诊或寻找支持		
	父母／照顾者发现我可能出现的共患病及神经心理异常，并及时就诊		我能够发现可能出现的共患病及神经心理异常，并及时就诊		
经济管理	父母／照顾者办理我的健康保险，并在就诊时支付费用	➡	我会办理我的健康保险，并会合理支付相关费用		

注：版权归属重庆医科大学附属儿童医院慢性病青少年过渡期准备干预服务工作室。

18/ 如何找到一位合适的成人神经专科医生？

癫痫青少年和家庭找到合适的成人神经专科医生是非常重要的，以确保在过渡期得到持续的关怀和治疗。以下是一些建议：

（1）寻求医疗建议：可以听取儿童神经专科医生的建议，他们或许可以为您提供转诊的成人医疗机构，或者成人神经专科医生的相关信息。

（2）询问父母、家人或病友同伴：他们可能已经有过类似的寻找医生的经历，可以分享经验。病友同伴可能已经找到了合适的医生，基于实际的经验推荐可能会更加可靠。

（3）医疗网络和平台：在线医疗平台和医疗专业网络可以帮助您找到附近的成人神经专科医生，可以参考这些平台上医生的资质、经验和患者评价。

（4）社区支持组织：一些病友社群可能会提供关于当地医生的信息，通过家庭之间的经验分享，了解推荐的医生。

（5）预约和咨询：一旦找到一位潜在的成人神经专科医生，可以通过就诊面谈或咨询等实地考察的方式。在就诊前，可以提前准备好问题，便于全面了解医生的专业经验、治疗方法、疾病管理等方面的信息。同时，评估该医生的性格、交流方式是否适应您的需求。

记住，寻找合适的医生需要耐心和时间。选择一位有经验、专业知识丰富且与您合作愉快的医生，对于您的长期照护和治疗至关重要。

19/ 我的过渡期准备任务有哪些？

过渡期准备是一个重要的阶段，您将开始学习独立管理自己的健康，而不再完全依赖父母或照顾者。过渡期准备清单可以帮助您了解过渡期准备中的主要任务，提供提醒与参考，开展自我评估。

我的过渡期准备清单（青少年版）

过渡期准备清单使用建议：

通过勾选"完全做到"的任务来评估自己的进展，从而更好地认识到自己的努力和进步。

通过勾选"没有做到"的任务和备注计划完成时间，为自己提供任务目标。

建议与父母或照顾者在讨论下完成勾选和备注，可以促进与家人的沟通和合作，让大家一起帮助我。

建议以季度为周期，定期评估和与上个季度的任务完成情况比较，帮助您通过持续努力建立习惯。

选项备注：

A：没有做到（可备注计划完成时间）；B：部分做到；C：完全做到。

序号	条 目	评估日期			
		用药管理			
1	我知道我服用的药物名称	A/B/C	A/B/C	A/B/C	A/B/C
2	我知道如何正确地服用药物，并且有一个工具或方法来提醒我什么时候服用	A/B/C	A/B/C	A/B/C	A/B/C
3	如果出现药物不良反应，我知道怎样辨别和简单处理	A/B/C	A/B/C	A/B/C	A/B/C
4	我知道何时以及如何在药物快用完之前购买药物	A/B/C	A/B/C	A/B/C	A/B/C
5	我知道漏服抗癫痫病发作药时的补服方法	A/B/C	A/B/C	A/B/C	A/B/C
6	我知道某些药物和酒精对抗癫痫发作药的影响	A/B/C	A/B/C	A/B/C	A/B/C

续表

序号	条　目	评估日期			
		发作管理			
7	我知道我所患癫痫的发作类型	A/B/C	A/B/C	A/B/C	A/B/C
8	我知道为什么会发生癫痫（如手术、创伤、先天性、脑血管病等）	A/B/C	A/B/C	A/B/C	A/B/C
9	我知道如何使用急救药物来缓解癫痫发作	A/B/C	A/B/C	A/B/C	A/B/C
10	我知道如何避免癫痫发作的诱发因素	A/B/C	A/B/C	A/B/C	A/B/C
11	我知道如何记录癫痫发作情况	A/B/C	A/B/C	A/B/C	A/B/C
12	我知道在过渡期间急诊就诊的医院名称、地点和交通方式（如 18 岁以及后续就诊）	A/B/C	A/B/C	A/B/C	A/B/C
		预约和就诊			
13	我会在线预约专科门诊或更改预约	A/B/C	A/B/C	A/B/C	A/B/C
14	在就诊前，我列出了一些要咨询医生的问题	A/B/C	A/B/C	A/B/C	A/B/C
15	我会回答医生、护士或诊所工作人员提出的问题	A/B/C	A/B/C	A/B/C	A/B/C
16	我能够自行乘车去就诊	A/B/C	A/B/C	A/B/C	A/B/C
17	当我发现健康状况异常时（如癫痫发作频繁或出现过敏反应），我会及时预约就诊	A/B/C	A/B/C	A/B/C	A/B/C
18	我可以向医护人员描述我的健康状况，并解释我的医疗需求	A/B/C	A/B/C	A/B/C	A/B/C
19	我知道我的医疗保险，如果目前是由父母的医疗保险支付，我清楚中断时间	A/B/C	A/B/C	A/B/C	A/B/C

续表

序号	条目	评估日期			
20	我可以对支付的医疗费用进行管理（记账、计划使用经费）	A/B/C	A/B/C	A/B/C	A/B/C
健康问题追踪					
21	我会追踪我的各种检测、检查或检验结果	A/B/C	A/B/C	A/B/C	A/B/C
22	我会告知医护人员我的既往病史，包括过敏情况和检查结果	A/B/C	A/B/C	A/B/C	A/B/C
23	我会保留我的就诊和其他预约记录或清单	A/B/C	A/B/C	A/B/C	A/B/C
24	我知道如何寻找可用的医疗资源（如权威网站、正规公众号等）	A/B/C	A/B/C	A/B/C	A/B/C
25	我会记录我的健康信息（如就诊时间、药物、发作情况）	A/B/C	A/B/C	A/B/C	A/B/C
26	我知道我的隐私权和关于我的健康的一些决策	A/B/C	A/B/C	A/B/C	A/B/C
健康信息知晓					
27	我知道我的健康状况对学业进展、职业选择和未来就业的影响	A/B/C	A/B/C	A/B/C	A/B/C
28	我知道癫痫患者不能从事的活动	A/B/C	A/B/C	A/B/C	A/B/C
29	我知道有关癫痫和驾驶的规章制度	A/B/C	A/B/C	A/B/C	A/B/C
30	我知道生酮饮食的选择和食用方法	A/B/C	A/B/C	A/B/C	A/B/C
31	我知道癫痫和抗癫痫病发作药对骨骼健康可能造成的影响	A/B/C	A/B/C	A/B/C	A/B/C
32	我知道在发生与我疾病有关的医疗紧急情况时该怎么做	A/B/C	A/B/C	A/B/C	A/B/C

续表

序号	条 目	评估日期			
33	我知道哪些生活方式会对我的健康状况有影响（如缺乏睡眠、频繁闪光）	A/B/C	A/B/C	A/B/C	A/B/C
34	我和医护人员讨论过癫痫与避孕、妊娠等生殖健康的影响	A/B/C	A/B/C	A/B/C	A/B/C
日常活动管理					
35	我会帮助准备饭菜／食物	A/B/C	A/B/C	A/B/C	A/B/C
36	我会保持家里／房间清洁	A/B/C	A/B/C	A/B/C	A/B/C
37	我会去社区商店（如杂货店和药店）购物	A/B/C	A/B/C	A/B/C	A/B/C
38	如果我愿意，我知道如何向朋友、同学、同事和其他人透漏我的癫痫病史	A/B/C	A/B/C	A/B/C	A/B/C
39	如果我感到压力、沮丧或焦虑，我知道如何调整	A/B/C	A/B/C	A/B/C	A/B/C
40	我知道成人医疗服务与儿科医疗服务的区别	A/B/C	A/B/C	A/B/C	A/B/C
评估结果（分别计算 A/B/C 的数量）		A（ ） B（ ） C（ ）	A（ ） B（ ） C（ ）	A（ ） B（ ） C（ ）	A（ ） B（ ） C（ ）
评估人					

注：版权归属重庆医科大学附属儿童医院慢性病青少年过渡期准备干预服务工作室。

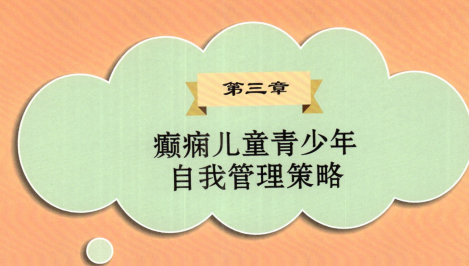

第三章

癫痫儿童青少年自我管理策略

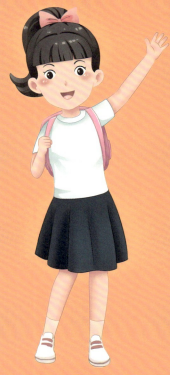

1/携手共同参与 自我管理启航

家庭关注被认为是慢性病儿童青少年自我管理中的一项首要任务。家人持续的关注能帮助我提高自我管理能力，并实现顺利过渡。

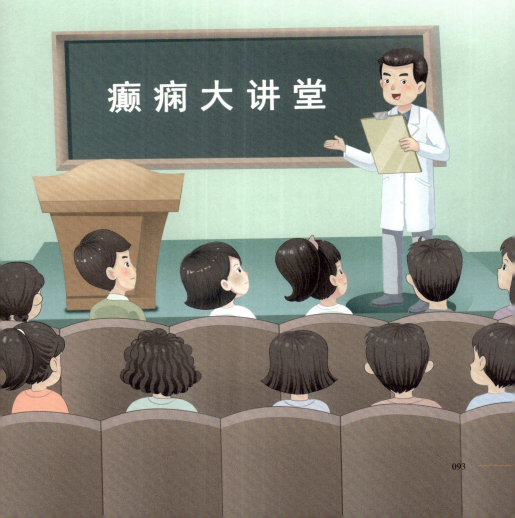

从确立诊断起，我就可以开始接受自我管理教育和技能培训。

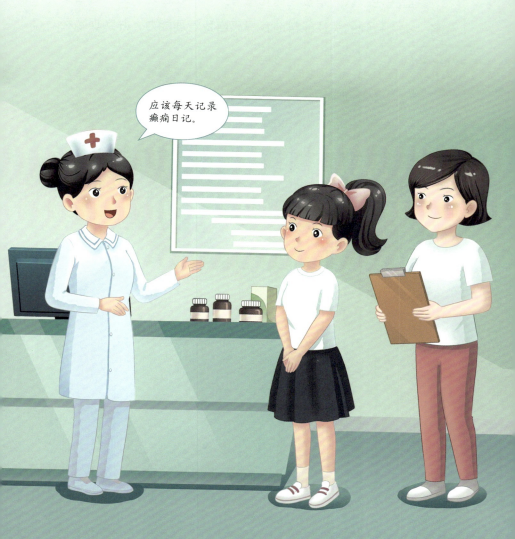

同伴的支持可以帮助我更好地应对个人成长并提高社会适应能力。

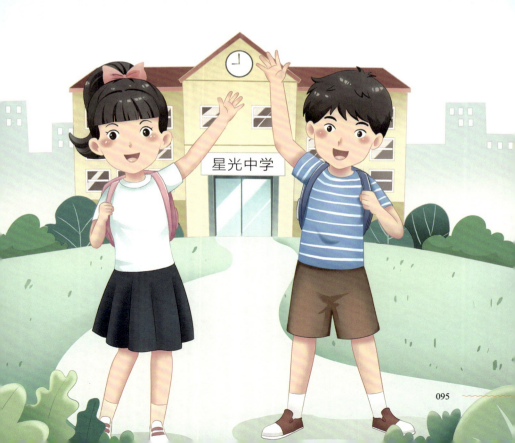

在自我管理计划的制订、方法选择、实施效果的收集和意见反馈中，我的参与很重要。

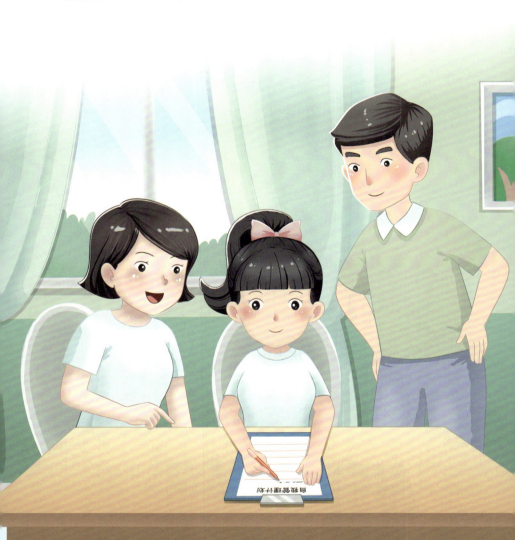

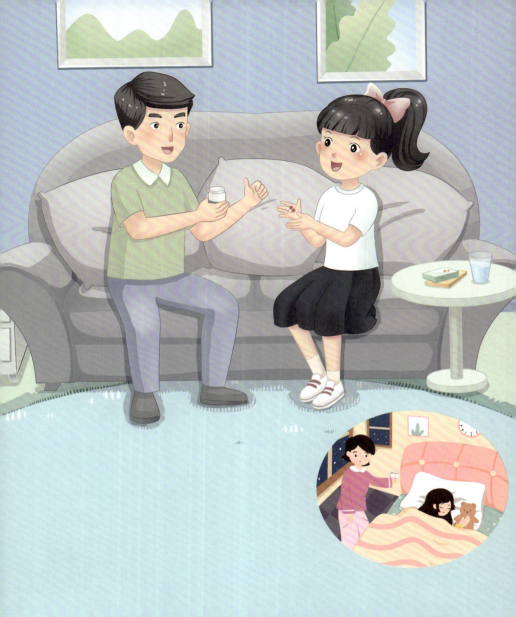

　　父母或照顾者应该参与到我的自我管理计划的制订、实施和持续监督及反馈中。

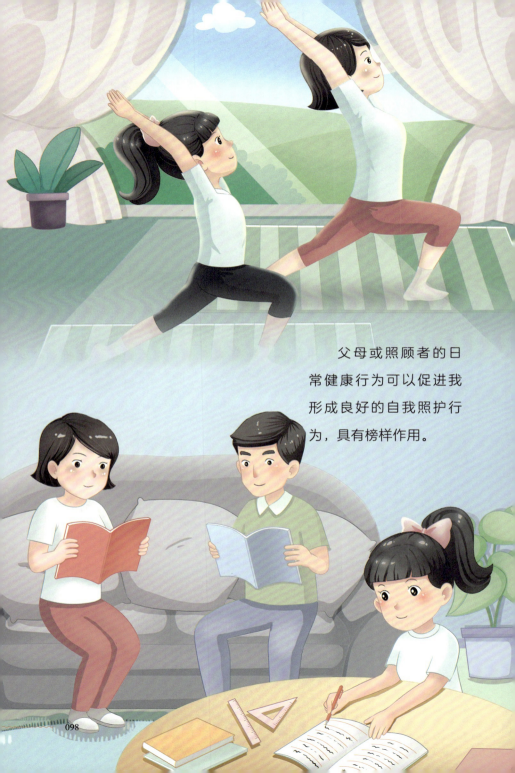

父母或照顾者的日常健康行为可以促进我形成良好的自我照护行为，具有榜样作用。

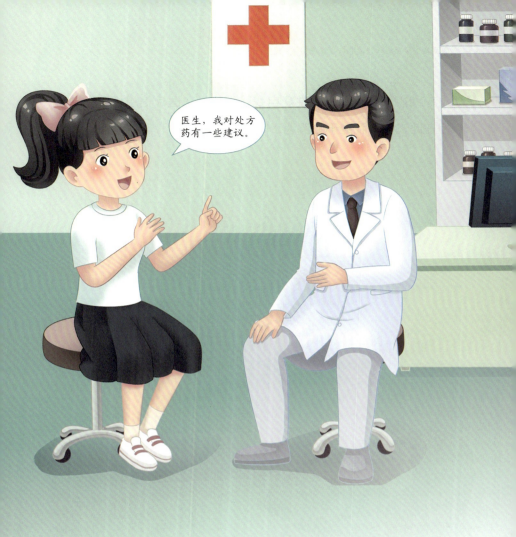

我敢于大胆地和医护人员交流我的困惑、需求和意见，专业的帮助对我很重要。

我能够使用一些慢性病自我管理软件或医疗信息资源平台，但在此过程中我绝不会沉迷于网络。

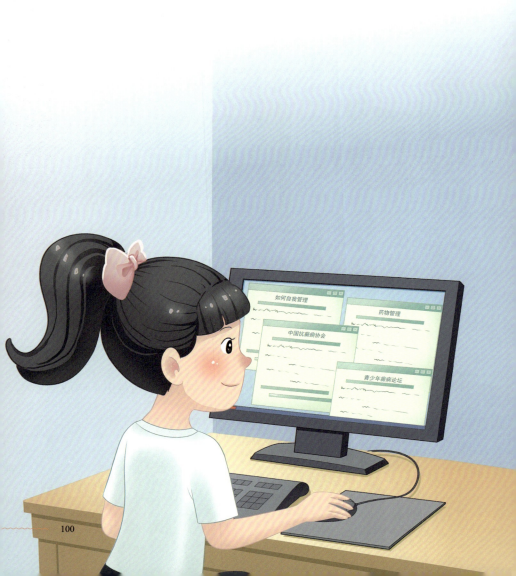

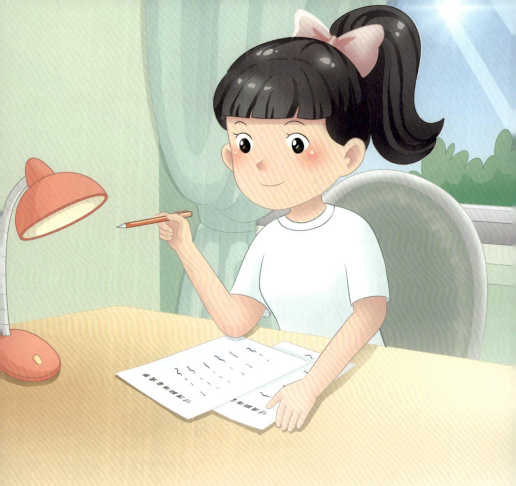

2/ 开始行动　做更好的自己

学会使用"过渡期准备清单"，它可以帮助我建立自我管理的目标。

我知道自己正在使用的抗癫痫发作药名称、剂量和购买途径，必要时我会把这些信息记录下来。

癫痫患者的
自我管理

我不会随意停药、减量或自行换药，一定会遵照医生的要求及方案使用药物。

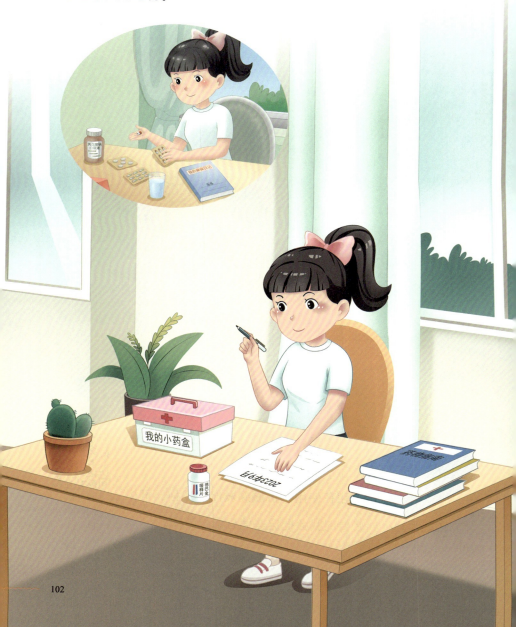

一般情况下，发现漏服时，如果确信漏服药了，而且距离下次服药时间较长，则应该尽快全量重新补服；如果不能确信是否漏服，只是怀疑，则可以立即补服既定剂量的一半。如果发现漏服时已经很接近下次服药时间，则可以将全天的药量一次性提前服用。

　　举例：某患者本应该早 8 点左右服 1 片、晚 8 点左右服 1 片，但是在上午 11 点发现早晨没有服药，而且很肯定，那就尽快再服用 1 片；如上午 11 点想不起来早晨是否服药，则立即补服 1/2 片；如果在次日早晨 6 点才发现昨晚没有服药，那么应该将前一天晚上的剂量加上当天 8 点应该服用的剂量一起提前到 6 点服用。

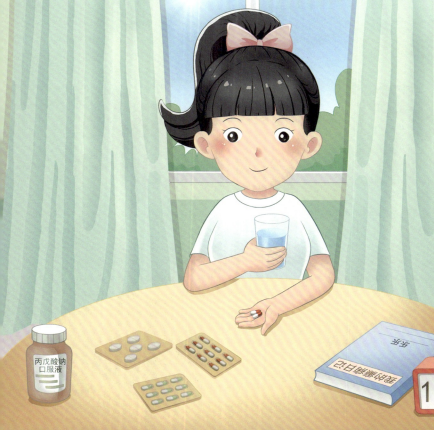

我知晓我正在服用的抗癫痫发作药有哪些常见的不良反应，如皮疹、恶心、呕吐、困倦、肝肾功能损害等，当我出现以上症状时，我会立即告知家人并一起去寻求专科医生的帮助。

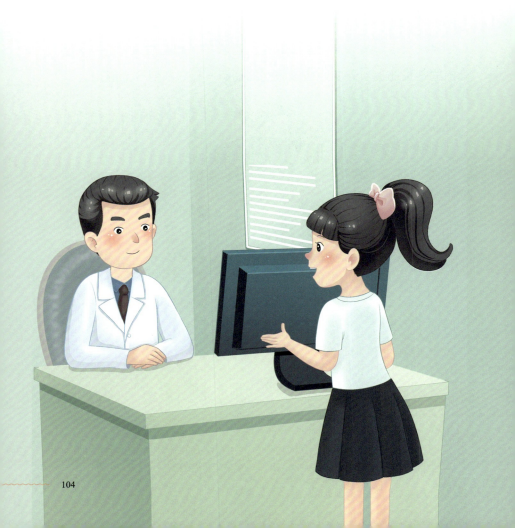

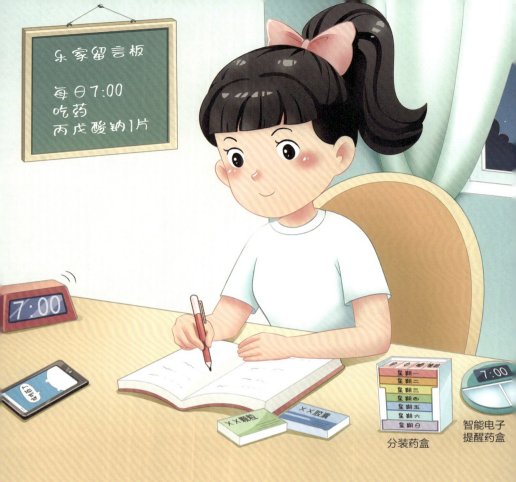

分装药盒

智能电子
提醒药盒

　　我向大家分享一些辅助我按时服药的工具或方法，例如使用
手机闹钟、电子日历或药物提醒应用程序（如 ICare、药准点等
手机软件或健康用药提醒 App 等）；同时可以将服药时间与日
常活动挂钩，例如与进餐、刷牙、上学相关联，使服用药物变成
日常例行事务之一；使用分隔的药盒或分拆包装，分拆后记得贴
上药物名称及剂量标识，在确保正确的剂量时，可以自我检查有
无药物漏服或者错服。

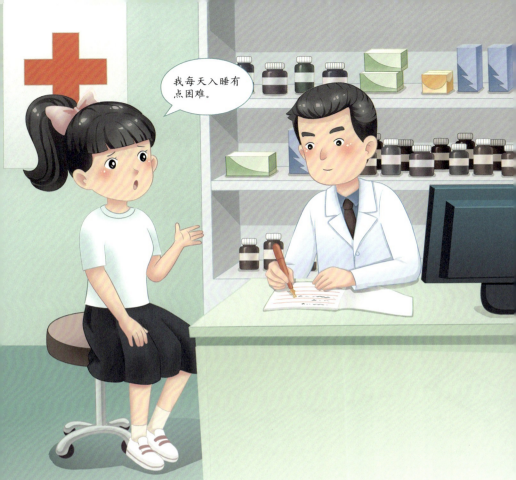

　　在日常生活中，我不饮酒，不喝咖啡和浓茶，会尽量少摄入碳酸类饮料。

　　我不会暴饮暴食，营养均衡对我很重要。如果发现某种饮食可能诱发癫痫发作，在摄入时我会很慎重。

　　保证充足的睡眠非常重要；同样，记录下我的睡眠状况（如每天睡眠的时长、入睡的时间、有无睡眠紊乱的表现）并向医生报告。

我可以通过书籍、专业的网站、专业医疗团队或营养师的指导，获取生酮饮食的食物选择范围和制作方法。

　　如果我要外出就餐，我会事先查看餐厅的菜单，找到符合生酮饮食的菜品。同时，我也会尝试与服务员沟通，询问是否可以调整菜单中的某些食物，以适应我的生酮饮食。

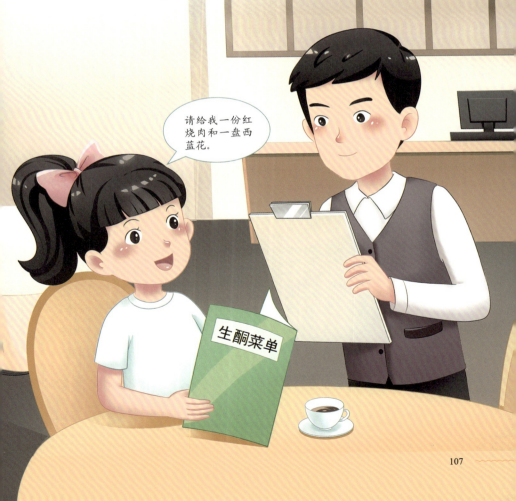

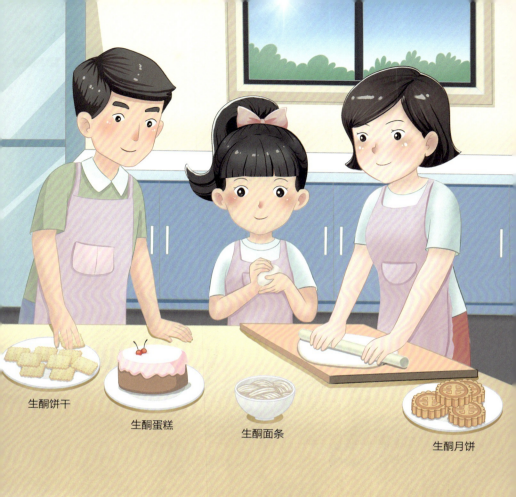

生酮饼干

生酮蛋糕

生酮面条

生酮月饼

　　在外出前，我会和家人一起准备一些符合生酮饮食的健康零食，以防在外没有合适选择时备用。

生酮饮食可能引起胃肠道不适，如呕吐、腹泻等，此时可在医生指导下使用山莨菪碱、益生菌来缓解；出现便秘时，可在日常配餐中增加高膳食纤维食物的比例。

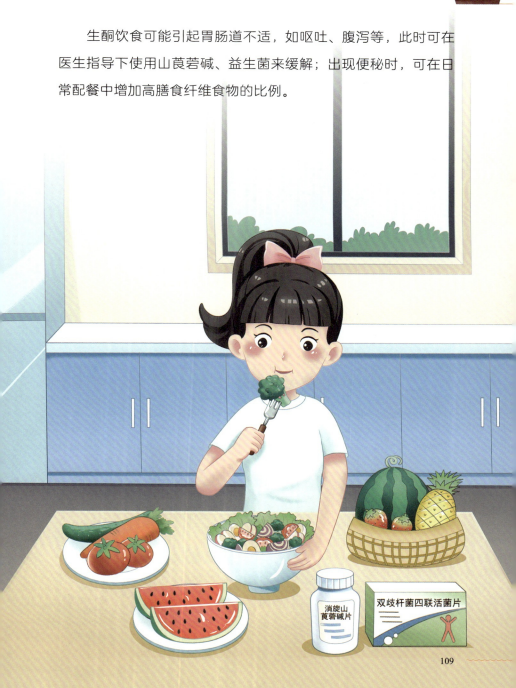

我热爱体育锻炼，喜欢和家人一起运动，同时也会注意避免过度劳累。

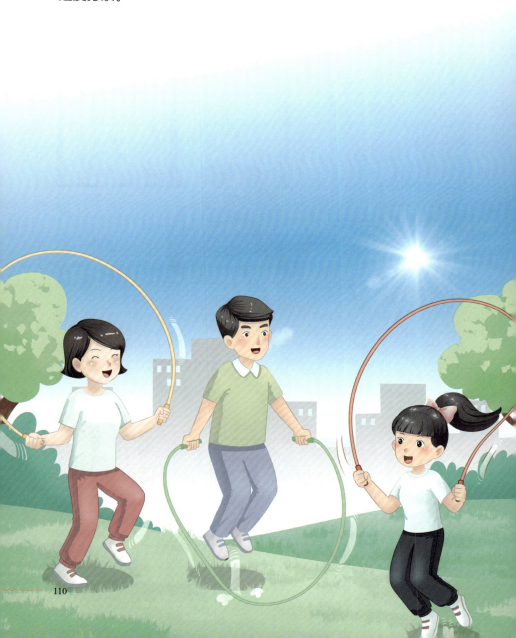

我会尽量避免做以下运动：潜水、跳伞、蹦极、高空运动、过度刺激的运动、高温环境下长时间的户外活动等。对于以上运动，我一定会慎重选择，必要时会在医师的评估和指导下开展。

　　我知道对于 Dravet 综合征患者，突然的闪光、炫目刺眼的光刺激可能会诱发癫痫发作，平时应尽量避免这些刺激因素。

　　父母或照顾者知道怎么用视频（如手机拍摄）记录我的癫痫发作情况，在院外突发惊厥时，他们能够对我实施相应的发作急救。

惊厥发作的急救处理——图图一家惊厥历险记

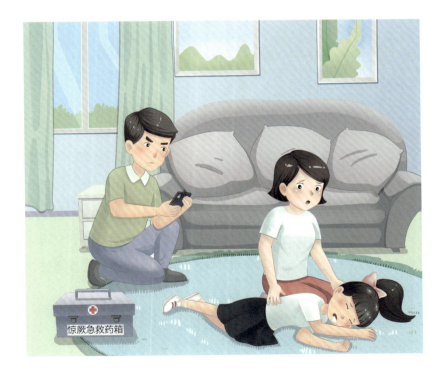

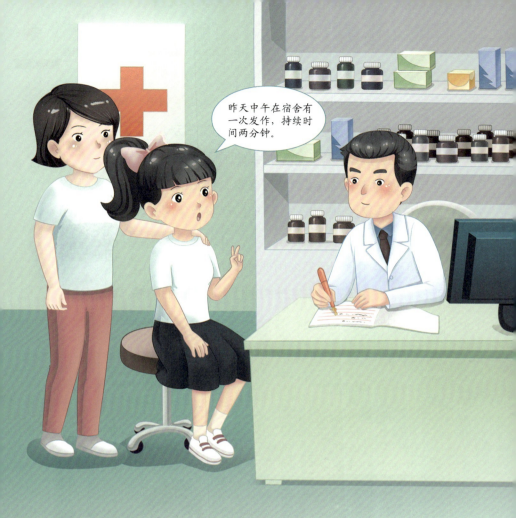

　　如果有条件，家里可以常备苯二氮卓类的急救药物，父母或
照顾者可以学会使用地西泮鼻喷雾剂、咪达唑仑口颊黏膜溶液、
安定直肠纳肛剂等药物进行紧急处理。

　　如果在缓解期内癫痫复发，我会在父母或照顾者的陪伴下，
尽量在 2 周内及时就诊。

我会注意尽量不用青霉素类（如阿莫西林）与喹诺酮类药物（如环丙沙星、左氧氟沙星等）。使用含咖啡因的感冒药或其他药物前我会仔细阅读药物说明书，避免使用诱发癫痫发作的药物或者与癫痫药物合用可能产生副反应的药物。

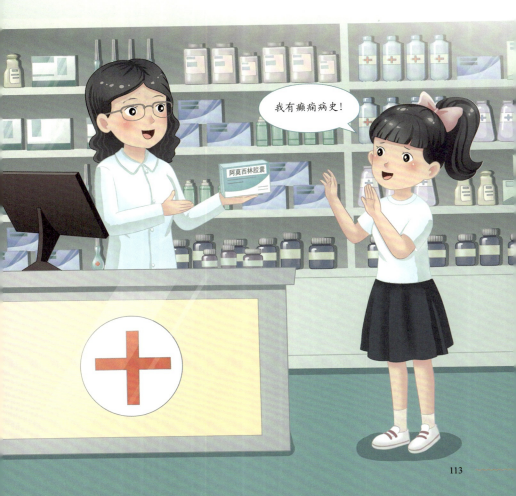

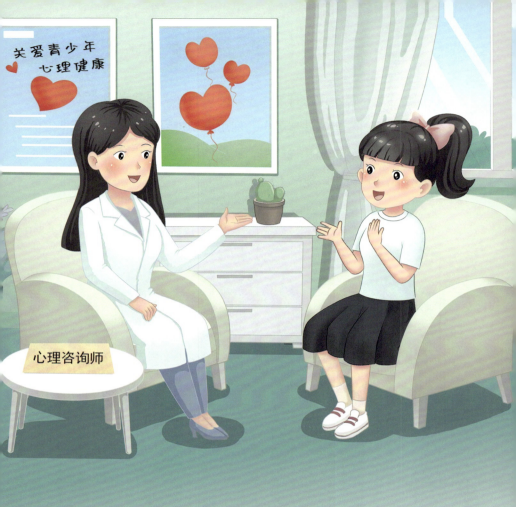

　　我能够在不同阶段主动去接受专业的心理健康咨询，如在青春期早期（12~14 岁）、过渡前约 1 年（16~17 岁）以及转介到成人医疗机构后的 1 年之内。

保持良好、乐观、积极的心态很重要，出现心理或情绪问题时，可以找到最适合的自我调节方式，自我调节方式包括：

　　向家人和朋友表达情感。

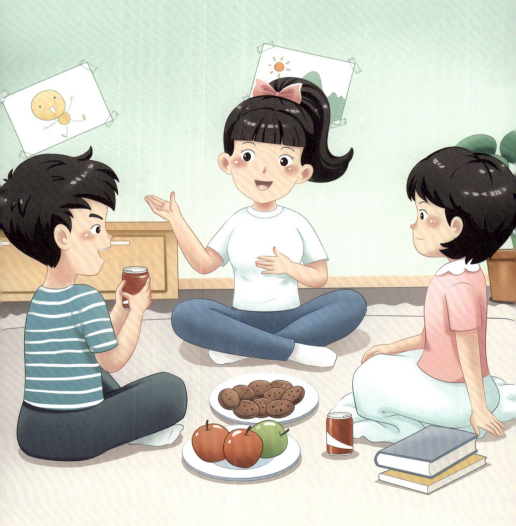

关注自己的优点和成就。

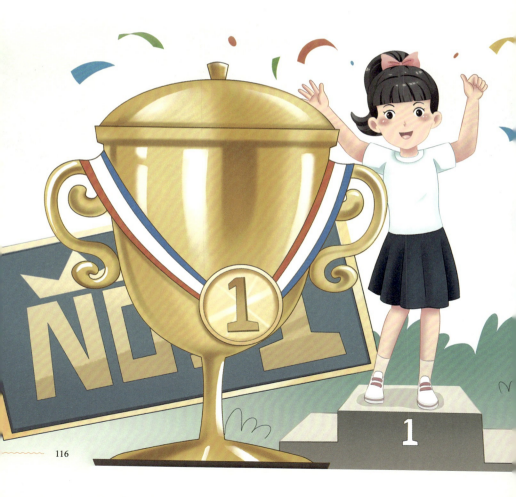

学会给自己设定小目标。

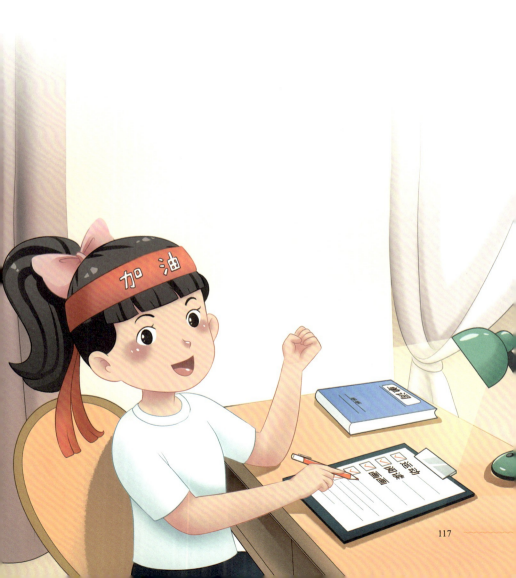

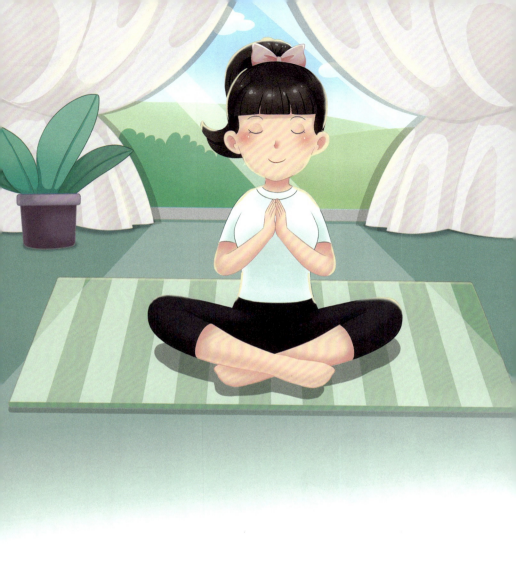

学会放松和冥想。

培养自己的兴趣爱好。

积极参加社交活动。

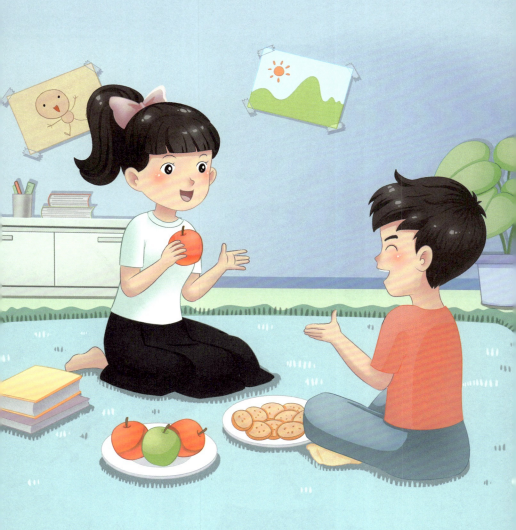

寻求心理辅导和支持。

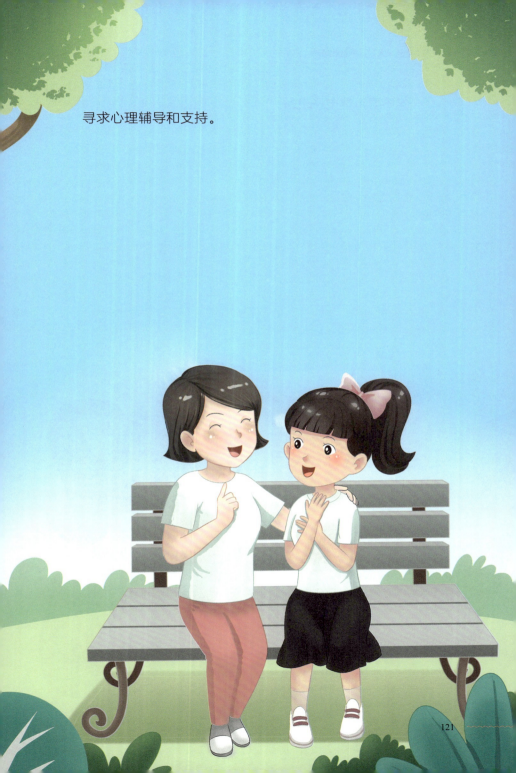

一定不要沉迷电子设备。

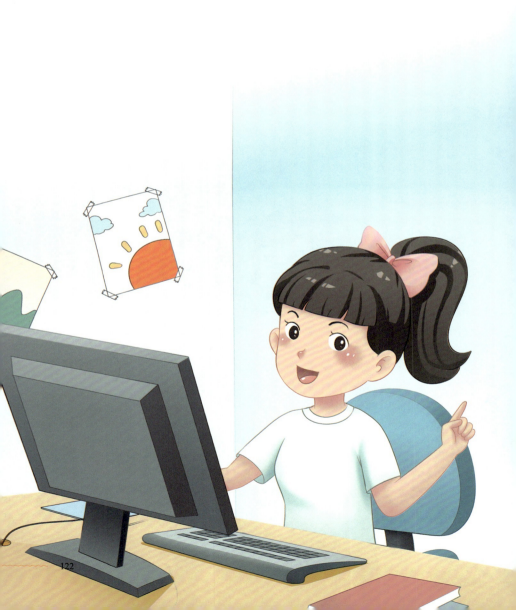

我经常向父母或照顾者沟通我的学业进展和认知状况（如记忆力、注意力和语言表达能力），并把这些情况向医护人员报告。

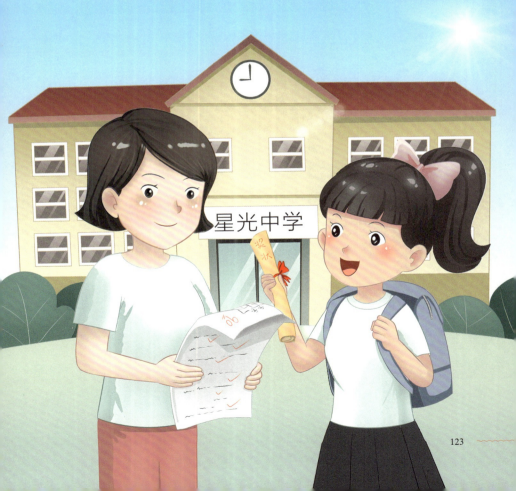

在医护人员、父母的帮助和鼓励下，我尝试对我的医疗保健作出选择和决定，例如用药方式和剂型、体育锻炼、生活方式、提高用药依从性等策略。

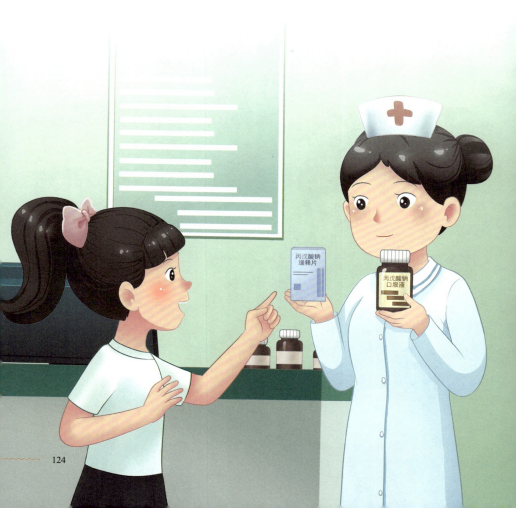

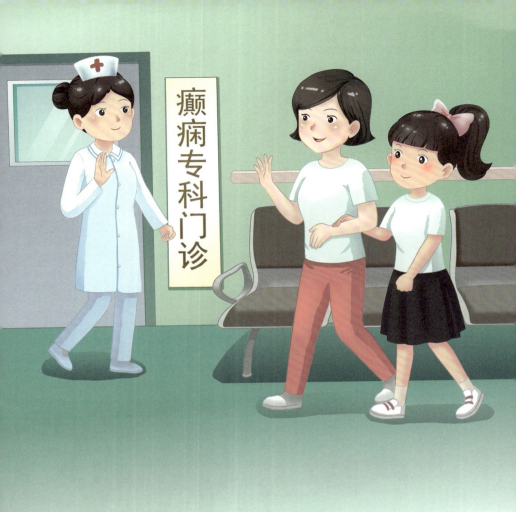

　　当涉及月经、避孕、生育、哺乳等问题时，我会及时主动向癫痫专科医生进行咨询。

在专科医生治疗与指导下已 10 年无发作，包括停服抗癫痫发作药后 5 年无发作，可视为癫痫已临床治愈。为了这个目标，让我们一起努力！

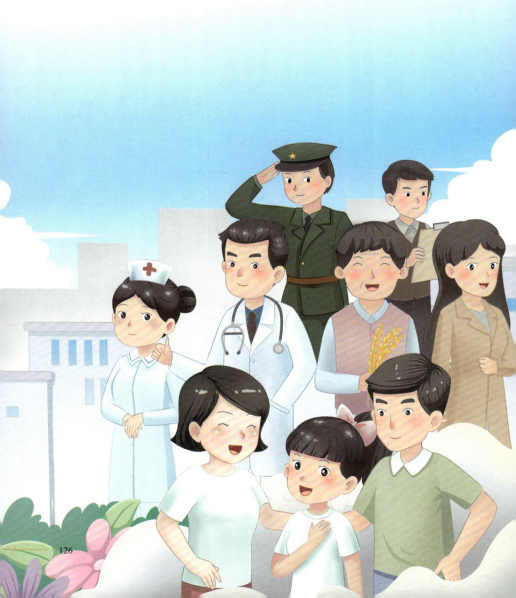

参考文献

[1] 中国抗癫痫协会. 临床诊疗指南：癫痫病分册（2023 修订版）[M]. 北京：人民卫生出版社, 2023.

[2] 尹延肖, 余年, 周龙祥, 等. 癫痫发作的诱发因素调查 [J]. 中华神经科杂志, 2017, 50(4)：255-260, 282.

[3] 阮石爽, 高乐虹, 贾宇, 等. 门诊癫痫患者的发作诱因及管理策略研究 [J]. 北京医学, 2021, 43(12)：1244-1248.

[4] 李桃利, 王艺. 癫痫儿童神经精神共患病的研究进展 [J]. 复旦学报（医学版）, 2018, 45(4)：578-584, 597.

[5] Verrotti A, Carrozzino D, Milioni M, et al. Epilepsy and its main psychiatric comorbidities in adults and children[J]. J Neurol Sci, 2014, 343(1-2)：23-29.

[6] Fisher R S, van Emde Boas W, Blume W, et al. Epileptic seizures and epilepsy: definitions proposed by the International League Against Epilepsy (ILAE) and the International Bureau for Epilepsy (IBE)[J]. Epilepsia, 2005, 46(4)：470-472.

[7] Blomberg K, Brorson L O, Stenninger E, et al. Fifty-year follow-up of childhood epilepsy-Social, psychometric, and occupational outcome[J]. Epilepsy Behav, 2019, 96：224-228.

[8] 林凡. 影响癫痫儿童智能的因素分析 [D]. 福州：福建医科大学, 2021.

[9] Zhang Y, Li Y, Ni Y, et al. Long-term effectiveness and seizure recurrence risk factors of ketogenic diet for pediatric refractory epilepsy: experience from a tertiary care center in China[J]. Epileptic Disord,2023,25(6):856-866.

[10] 中华医学会儿科学分会神经学组，中国抗癫痫协会，中华儿科杂志编辑委员会. 生酮饮食疗法在癫痫及相关神经系统疾病中的应用专家共识 [J]. 中华儿科杂志, 2019, 57(11)：820-825.

[11] 周水珍，郁莉斐. 规范生酮饮食在儿童神经系统疾病中的应用与管理 [J]. 中华儿科杂志, 2019, 57(11)：817-819.

[12] 解虎涛，张建国. 神经调控技术的过去、现在和未来 [J]. 四川大学学报（医学版）, 2022, 53(4)：559-563.

[13] 刘冲，孟凡刚. 神经调控治疗癫痫的基础研究现状与展望 [J]. 中华实验外科杂志,2021, 38(9)：1633-1637.

[14] 中国抗癫痫协会神经调控专业委员会，中国医师协会神经调控专业委员会，中华医学会神经外科分会神经生理学组. 迷

走神经刺激治疗药物难治性癫痫的中国专家共识 [J]. 癫痫杂志, 2021, 7(3)：191-196.

[15] González H F J, Yengo-Kahn A, Englot D J. Vagus nerve stimulation for the treatment of epilepsy[J]. Neurosurg Clin N Am, 2019, 30(2)：219-230.

[16] Morris G L 3rd, Gloss D, Buchhalter J, et al. Evidence-based guideline update: vagus nerve stimulation for the treatment of epilepsy: report of the Guideline Development Subcommittee of the American Academy of Neurology[J]. Neurology, 2013, 81(16): 1453-1459.

[17] 陈海涓, 邓钰蕾. 经颅直流电刺激治疗难治性癫痫研究进展 [J]. 中国现代神经疾病杂志, 2023, 23(2)：110-114.

[18] 彭艳, 李莹萱, 林华. 重复经颅磁刺激治疗难治性癫痫的研究进展及技术优化 [J]. 中国全科医学, 2019, 22(26)：3250-3254.

[19] Michaelis R, Tang V, Goldstein H L, et al. 国际抗癫痫联盟心理工作组循证建议：成人和儿童癫痫患者的心理治疗 [J]. 癫痫杂志, 2019, 5(4)：297-311.

[20] 蔡翊莹, 丁晶, 汪昕. 癫痫不明原因猝死的研究进展 [J]. 中华神经科杂志, 2020, 53(8)：631-635.

[21] 安文娜, 石晓丹, 王碧, 等. 癫痫不明原因猝死的临床和神经

电生理研究 [J]. 中华神经科杂志，2023，56(6)：679-685.

[22] 周龙祥 . 家庭因素对癫痫患者预后的影响 [D]. 南京：南京医科大学，2018.

[23] 丁玎，洪震 . 抗击癫痫 从临床走向公卫战略 [N]. 健康报，2021-04-28(8).

[24] 杜菲，蔡立柏，高梦雅 . 生酮饮食在难治性癫痫病人中的应用研究进展 [J]. 护理研究，2022，36(14)：2546-2549.

[25] Lyons L, Schoeler N E, Langan D, et al. Use of ketogenic diet therapy in infants with epilepsy: a systematic review and meta-analysis[J].Epilepsia,2020,61(6):1261-1281.

[26] 唐美珍，冯焕村 .196 例儿童抗癫痫药物高敏反应综合征临床分析并文献复习 [J]. 儿科药学杂志，2021，27(4)：48-52.

[27] 赵芬，王广海，王纪文 . 癫痫儿童睡眠障碍的研究进展 [J]. 中国儿童保健杂志，2021，29(5)：510-514.

[28] 中国抗癫痫协会病友关爱工作委员会 . 中国癫痫患者教育与关爱工作规范（试行）[J]. 癫痫杂志，2021，7(5)：417-421.

[29] 崔瑾，郑显兰，陈文劲，等 . 癫痫青少年至成人过渡期准备评估问卷的汉化和信效度检验 [J]. 中华护理杂志，2023，58(8)：1017-1024.

[30] Betz C L, Coyne I T. Transition from pediatric to adult healthcare services for adolescent and young adults with long-

term conditions[M]. Switzerland: Springer, 2020.

[31] Camfield P R, Andrade D, Camfield C S, et al. How can transition to adult care be best orchestrated for adolescents with epilepsy?[J]. Epilepsy Behav, 2019, 93: 138-147.

[32] Scottish Intercollegiate Guidelines Network. Epilepsies in children and young people: Investigative procedures and management[EB/OL]. (2021-05-01)[2021-09-21]. https://collections.nlm.nih.gov/catalog/nlm:nlmuid-9918334378406676-pdf.

[33] Whiteley V J, Martin-McGill K J, Carroll J H, et al. Nice to know: impact of NICE guidelines on ketogenic diet services nationwide[J]. J Hum Nutr Diet, 2020, 33(1): 98-105.

[34] Campbell F, Biggs K, Aldiss S K, et al. Transition of care for adolescents from paediatric services to adult health services[J]. Cochrane Database Syst Rev, 2016, 4(4): CD009794.

[35] National Institute for Health and Care Excellence (NICE). Transition from children's to adults' services for young people using health or social care services-NG43[EB/OL]. (2016-01-24) [2023-04-26]. https://www.nice.org.uk/guidance/ng43.

[36] National Institute for Health and Care Excellence (NICE). Babies, children and young people's experience of healthcare-

NG204[EB/OL]. (2021-08-25)[2023-04-26]. https://www. nice.org.uk/guidance/ng204.

[37] Andrade D M, Bassett A S, Bercovici E, et al. Epilepsy: transition from pediatric to adult care. Recommendations of the Ontario epilepsy implementation task force[J]. Epilepsia, 2017, 58(9): 1502-1517.